Johann Michael Schmidt

Dr. Max Schmidt

JOHANN MICHAEL SCHMIDT

Dr. Max Schmidt

50 JAHRE KINDERARZT IN BLANKENESE

1925–1975

KJM Buchverlag

EDITION FISCHERHAUS KJM

Norddeutsche Geschichten und Biographien
Bd. 10

Dezember 2020

Simrockstr. 9a, 22587 Hamburg
www.kjm-buchverlag.de
ISBN 978-3-96194-139-1

Satz, Gestaltung, Cover: Svenja Wiese, Hamburg
Cover unter Verwendung: Archiv der Familie von Dr. Max Schmidt
und Archiv Förderkreis Historisches Blankenese e. V.
Herstellung: Eberhard Delius, Berlin
Korrektorat: Rainer Kolbe, Hamburg
Druck & Bindung: CPI, Leck

Abbildungsverzeichnis:
Alle Aufnahmen stammen aus der Familie von Dr. Max Schmidt
Seite 71: Archiv Förderkreis Historisches Blankenese e. V.

Inhalt

Lasset die Kindlein zu mir kommen und wehret ihnen nicht; denn solcher ist das Reich Gottes. Wahrlich, ich sage euch: Wer nicht das Reich Gottes annimmt wie ein Kind, der wird nicht hineinkommen.

(Lukas 18,16–17)

Vorwort

»*Dem muss man wohl mal etwas unter die Arme greifen!*«, sagte sich eine junge Frau 1922, als sie bei einem Familienfest einen ihr unbekannten, wohl etwas hilfsbedürftig wirkenden etwa gleichaltrigen Mediziner traf. Die Begegnung führte zu einer über 50-jährigen Ehe und der Gründung der ersten kinderärztlichen Praxis in Blankenese.

Während des Zweiten Weltkrieges fiel ein Blankeneser Kinderarzt, der als Musterungsarzt dienstverpflichtet worden war, bei seinem vorgesetzten Offizier unangenehm auf, weil er ungewöhnlich viele junge Männer als kriegsdienstuntauglich ausmusterte. Als die folgende Ermahnung fruchtlos blieb, stellte der Offizier den Arzt zur Rede. »Ich entscheide allein nach medizinischen Gesichtspunkten!«, erklärte der Arzt. Der Offizier schwieg. Als der Arzt fast schon draußen war, rief ihn der Offizier nochmals zurück: »Sie sind Kinderarzt?« – »Ja!« – »Haben Sie ein weiches Herz?« –»Ja!« – »Behalten Sie es!« Mit diesen Worten entließ der Offizier den Arzt. Dieser durfte weiter unbehelligt seinen Dienst nach seinem Gewissen tun.

Beide Male handelte es sich um meinen Vater, Dr. Max Schmidt. Von ihm will ich erzählen, aber was wäre er ohne Hertha, seine Frau, meine Mutter? Seitdem die beiden sich bei dem erwähnten Fest kennengelernt hatten, waren sie unzertrennlich. Ich weiß nur von vereinzelten Malen, an denen sie getrennt waren, stets nur wenige Tage, in denen sie sich aber täglich schrieben. Über Alltäglichkeiten konnten sie sich auch schon

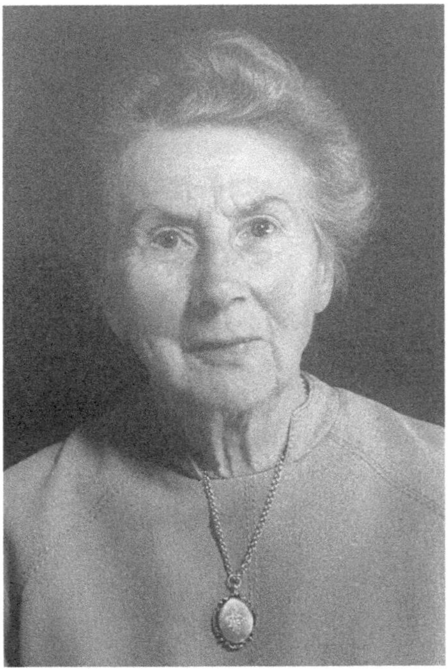

Hertha Schmidt, geborene Reyer, 1975

mal streiten, zeitlebens über ihre Herkunft, liebevoll und geistreich: Meine Mutter stammte aus Hamburg, mein Vater aus Altona. All das blieb im für glückliche, lange Ehen üblichen Rahmen.

Für mich erfüllten meine Eltern das biblische Ideal: Meine Mutter war für meinen Vater die »*Gehilfin, die um ihn sei*«, heute: »*eine Hilfe, die ihm entspricht*« (1. Mose 2,18). Schreibe ich also über meinen Vater, ist seit Beginn ihres gemeinsamen Weges meine Mutter dabei, denn ohne sie kann ich mir das Leben meines Vaters, sein familiäres Glück und seine beruflichen Erfolge nicht vorstellen.

Einleitung

Ja, lieber Wilhelm, meinem Herzen sind die Kinder am nächsten auf der Erde. Wenn ich so zusehe und in dem kleinen Dinge die Keime aller Tugenden, aller Kräfte sehe, die sie einmal so nötig brauchen werden, wenn ich in dem Eigensinne alle die künftige Standhaftigkeit und Festigkeit des Charakters, in dem Mutwillen allen künftigen guten Humor und die Leichtigkeit, über alle die Gefahren der Welt hinzuschlüpfen, erblicke, alles so unverdorben, so ganz! Immer, immer wiederhol ich die goldenen Worte des Lehrers der Menschen: Wenn ihr nicht werdet wie eines von diesen! Und nun, mein Bester, sie, die unseresgleichen sind, die wir als unsere Muster ansehen sollten, behandeln wir als Untertanen. Sie sollen keinen Willen haben! – Haben wir denn keinen? Und wo liegt das Vorrecht? – Weil wir älter sind und gescheuter? – Guter Gott von deinem Himmel, alte Kinder siehst du und junge, und nichts weiter, und an welchen du mehr Freude hast, das hat dein Sohn schon lange verkündigt. Aber sie glauben an ihn und hören ihn nicht, das ist auch was Alts, und bilden ihre Kinder nach sich – und Adieu, Wilhelm, ich mag darüber nicht weiter radotieren.

Diese Worte aus »*Die Leiden des jungen Werthers*« verdanke ich meinem Vater. Aus seinem Munde hörte ich sie zuerst. Mit ihm bleiben sie für mich verbunden. Sie waren ihm aus dem Herzen gesprochen und waren ihm Leitschnur für sein Leben als Familienvater und als Kinderarzt. In ihnen finde ich aufs Schönste zusammengefasst, wie ich meinen Vater, sein Wesen und sein Leben, direkt und indirekt erlebt habe: Er war zeitlebens Kind geblieben mit der ganzen Spannweite kindlicher Eigenschaften, vom »*weichen Herzen*«, das er in seiner Musterungszeit bewies, bis zum unbändigen Zorn, der ihn packte angesichts des elenden Zustands der Welt und der menschlichen Dummheit, von wohlwollender Güte bis zu trotziger Egozentrik. Auch Fixiertsein auf den Augenblick und Ausblenden aller sonstigen Geschehnisse gehören dazu wie ersehnte Bestätigung durch Anerkennung.

Ich zitiere die Worte aus der kostbaren Insel-Ausgabe von »*Goethes Sämt-*

liche Werke«, in grünes Leder gebunden, auf Dünndruckpapier und mit Goldschnitt.[1] Er schenkte sie mir zur Habilitation aus Freude darüber, dass ich geschafft hatte, was ihm aus finanziellen Gründen zur Zeit der Inflation nicht vergönnt war, was er mir ermöglichte.

Goethes Manifest von Kinderverständnis und -liebe zitierte er immer wieder, vor allem, wenn er es für angebracht hielt. Das waren Momente, in denen er erlebte, wie Kinder als »*Untertanen behandelt*« wurden, und darüber in Zorn geriet. Zu seiner Lebenszeit gab es nicht selten solche Momente, in einer Zeit, in der das Züchtigen von Kindern auch mit Stock noch verbreitet war und das Wort galt: »*Kinder mit 'nem Willen, kriegen was auf die Brillen.*«

Vom Leben meines Vaters vor dem Ersten Weltkrieg weiß ich nur wenig. Ich erinnere mich allerdings daran, dass er erzählte, wie er nach schlechten Noten oder auch nach Züchtigung in der Schule erst auf langen Umwegen nach Hause geschlichen sei – aus Angst vor weiterem Tadel. Davon, dass er zu Hause bestraft worden sei, war nicht die Rede. Das lässt auf keine Erziehung im Sinn Goethes schließen. Auch dass er immer wieder von seiner Kindheit als einer Zeit mit viel Angst sprach, deutet darauf. Später warnte er vor einer Überhöhung der Kinderzeit als einer glücklichen, unbeschwerten Zeit.

Der frühe Tod seiner Schwester Elisabeth während seiner Schulzeit trug wesentlich zu seiner nüchternen Einschätzung der Kindheit bei und damit zu den Voraussetzungen für seinen späteren Berufsweg. Die Schwester starb an Diphtherie im Kindesalter. Den Tod seiner zweiten Schwester Gretchen erlebte er 1922. Sie starb an Tuberkulose. Damals war er schon fertiger Arzt, hatte den Verlauf der Krankheit verfolgt, mehrere Wechsel von Hoffen und Bangen. Kurz vor ihrem Ende habe sie noch einmal eine gute Zeit erlebt, so erzählte er; die ganze Familie sah es als Grund zur Hoffnung, dass sie die Krankheit überstehen würde.

Für uns drei Söhne war er ein gütiger Vater, zumal für mich, den Jüngsten, den »*kleinen Jan*«, wie meine älteren Brüder mich mit leicht süffisanten Unterton nannten. Im Fall, dass die Eltern sich uneins waren, ob sie meinem Willen nachgeben sollten, nahm mein Vater für mich Partei. Im

---

1 Band I, S. 36f., Brief vom 29. Juni.

familiären Alltag allerdings, etwa bei eingeschränkten Schulleistungen, ging ich lieber zur Mutter; in solcher Situation hatte ich zu viel Respekt vor den Erwartungen des Vaters. Beide Eltern waren sich in grundsätzlichen Erziehungsfragen einig, zu unserem Wohl. Die alltägliche Erziehung überließ der Vater seiner Frau; das entsprach seiner Überzeugung, dass Mutter und Hausfrau ein vollwertiger Beruf seien. Er war deshalb gegen auswärtige Berufstätigkeit der Frau. Immerhin ließ er sich von seiner jüngsten Schwiegertochter überzeugen, dass seine Älteste, Studienrätin, eine bessere Mutter wäre, wenn sie unterrichten würde. Seine eigene Frau erfüllte sein Ideal: liebende Ehefrau und Mutter, geschickte Hausfrau, »Finanzministerin« und Sprechstundenhilfe, alles zusammen.

Längst habe ich begriffen, welch ein Segen es für mich war, dass meine Eltern keinen Leistungsdruck auf mich ausübten. Das schloss nicht aus, dass ich mich bei schwachen Leistungen in der Schule durchaus zu Hause unwohl fühlte. »*Lass ihn spielen*«, das hörte ich immer wieder; meine Mutter schrieb es sogar kurz vor Kriegsende an ihren Ältesten, als sie ihm das häusliche Leben schilderte: »*Jan spielt und spielt, in einer großen Kinderschar*«, auch eine Art, den Druck des Krieges auszuhalten. »*Lass ihn/sie spielen*« praktizierte mein Vater auch, wenn er, als Kinderarzt gefragt, im Zweifelsfall für einen späteren Schuleintritt plädierte.

Zu Hause erlebte ich meinen Vater selten so, wie Goethe eine Szene aus dem Werther in dessen Ich-Rede schildert: »*Wie ich auf der Erde unter Lottens Kindern lag, wie einige auf mir herum krabbelten, andere mich neckten, und wie ich sie kützelte und ein großes Geschrei mit ihnen verführte.*« Dann fährt er fort und erzählt die Reaktion des Medicus, der gerade ins Zimmer getreten war: »*Der Doktor, der eine sehr dogmatische Drahtpuppe ist* (…), *fand dies unter der Würde eines gescheuten Menschen, das merkte ich an seiner Nase.*« Wenn nicht gerade so, erinnere ich doch gut daran, wie er mit mir unter dem Weihnachtsbaum, auf dem Boden liegend, Eisenbahn spielte. Ähnliches wiederholte sich mehrfach abends, wenn er schon ins Bett gegangen und ich unter seine Bettdecke geschlüpft war, wir beide wie »*Bären brummten*« und meine Mutter, die erst später ins Bett stieg, mit Erfolg erschreckten.

Mein Vater war auch ein gütiger, liebevoller Großvater. Das bekamen vor allem die ersten beiden Enkelinnen zu spüren. Sie erfüllten ihm den

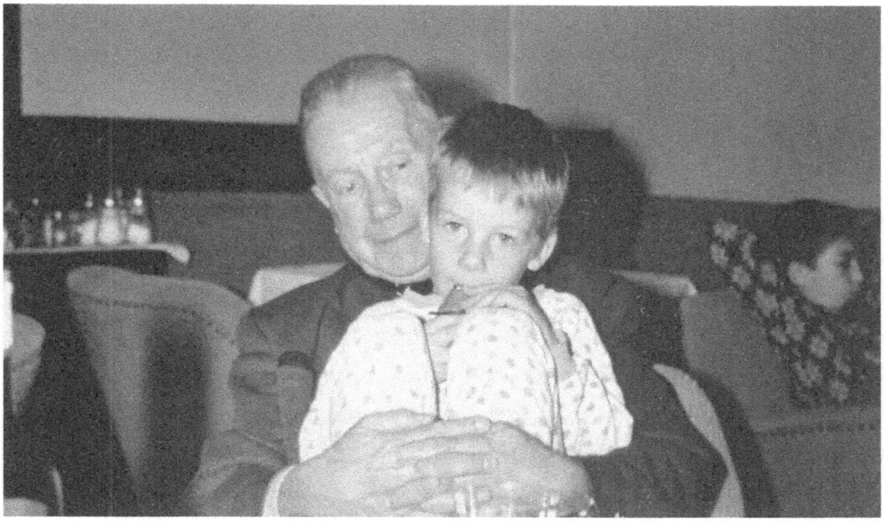

Max Schmidt mit seinem Enkel Johannes

Wunsch nach Töchtern, den er nach dem frühen Tod seiner beiden Schwestern hegte. Da er ihm selbst unerfüllt geblieben war, freute er sich umso mehr über fünf Enkelinnen; den Tod der fünften hat er nicht mehr erlebt. Dass er aber zu seinen Enkeln weniger nachsichtig war, belegt eine Begebenheit, die der Jüngste seines Sohnes Peter erzählt: *»Es war spätabends und ich konnte nicht schlafen. Meine Mutter dachte, dass Großvater sich aufregen würden, als ich auf einmal im Wohnzimmer auftauchte. Er sagte dann nur ›Ach lass ihn doch‹ und nahm mich auf den Schoß.«* Dieses eine Beispiel kennzeichnet seine Kinderliebe.

Die angedeuteten Geschehnisse und Eigenschaften machen seine Berufswahl verständlich: Er erfüllte ideale Voraussetzungen zu einem Kinderarzt mit einem »*weichen Herz*«. Die Formulierung spielt auf die Szene an, die ich eingangs skizzierte. »*Herz*« verstehe ich dabei biblisch, als Bild für das, was wir heute »*Kopf*« nennen, also das Organ, mit dem wir denken, planen, abwägen und entscheiden. »*Weich*« steht dabei für *beweglich, einfühlsam, anpassungsfähig, gern anzufassen, doch auch vielgestaltig.* Denn auf meinen Vater traf gelegentlich auch die biblische Rede vom »*Herzen als einem trotzig und verzagt Ding*« zu (Jeremia 17,9).

Ich schreibe über *meinen* Vater als Jüngster, wie *ich* ihn aus frühen Zeugnissen und seinen Erzählungen *mir* vorstelle und, wie *ich* ihn selbst erlebt habe. Meine beiden älteren Brüder haben ihn sieben bzw. viereinhalb Jahre länger und als je ihren eigenen erlebt. Und wie haben ihn seine kleinen Patienten erlebt? Sie mögen auch Angst gehabt haben vor dem »*Onkel Doktor*«, damals natürlich im weißen Kittel, der auch mal missgelaunt und brummig war. Er war noch ein Kinderarzt alter autoritärer Couleur. Da er Kinder ernst nahm und sie nicht kindisch behandelte, mögen sie ihn für streng gehalten haben. Und Mütter haben noch einmal einen anderen Menschen erlebt: Auch ihnen mag er schon einmal als unnahbar und in Gedanken abwesend erschienen sein, umso mehr, als er aus seinem Herzen nie eine Mördergrube machte. Seinem Gesicht bzw. seiner Stirn war stets abzulesen, was sich dahinter abspielte. »*Hat er Hörnchen?*«, lautete unsere bange Frage, wenn ein Ausbruch von Ärger drohte.

Stets aber war er Arzt und Mensch zugleich. Arzt sein und Menschsein gehörten zusammen: »*Ein großer Arzt und Mensch*«, so würdigte er gern einen geschätzten Kollegen, etwa seinen eigenen Kinderarzt, späteren Lehrer und Chef, Dr. Bernhard Grüneberg.

Kindheit und Jugend 1895–1914

Herkunft

Mein Vater wurde am 17. Juli 1895 in der Großen Bergstraße 213 in Altona-Altstadt geboren und am 5. Oktober 1895 auf den Namen Max Georg Theodor getauft. Noch vor dem Ersten Weltkrieg ist die Familie nach Ottensen in die Holländische Reihe 54 umgezogen. Sein Vater, Georg Matthias, war am 16. Januar 1864 in Altona geboren worden, sein Beruf wird als »Comptoirist« angegeben, er starb 20. Oktober 1916. Über unseren gemeinsamen Großvater schreibt mein Vetter Ulrich Supprian (geb. Schmidt):

> *Er war ein Hamburger Kaufherr gewesen und betrieb, meist als Reisender, mit seinem Kompagnon Assmann zusammen einen Rauchwarenhandel (Pelze und Felle) mit einem Lagerhaus am Cremon dem Fleeth* (in Hamburg). *So einer hätte eigentlich reich sein müssen in Hamburg, sogar steinreich, wie es in dieser Branche gleichsam natürlich ist in dieser Stadt. Er war es aber nicht und ich weiß nicht warum.*

Mein Großvater väterlicherseits hatte offenbar das kaufmännische Geschick eines Altonaers (s. u.), nicht aber den Erfolg eines Hamburger Kaufmanns. Von dem, was mein Vater ihm verdankte, fallen mir sein Qualitätsbewusstsein und Kaufverhalten ein: »*Billig können wir uns nicht leisten!*« war ein oft gehörter Spruch aus seinem Munde. Seine Anzüge bestätigen es: Ihre Lebenszeit bemaß sich mehr an Änderungen seines Körperumfangs als an Verschleiß. »*Qualité*« – er sprach es französisch aus – darauf bestand er und erwartete »*Durables*«.

Die direkten Vorfahren meines Vaters stammten alle aus Holstein, das bis 1864 dänisch war, väterlicherseits sogar aus Altona. Mein Vater war ein überzeugter Altonaer und als solcher auch ein Preuße (Altona gehörte seit dem Sieg Preußens über Dänemark 1864 zu Preußen). Seine Zuneigung zu Preußen galt aber dem Preußen Immanuel Kants, beruhend auf Pflichtbewusstsein, Anstand, Verlässlichkeit und Sparsamkeit, sie galt nicht dem wilhelminischen Preußen! Das Altona, in dem er aufwuchs, war eine lebendige Stadt, reich an Kultur und Geistesleben. Seine Geschichte beginnt im 16. Jahrhundert.

Unter den Grafen zu Holstein-Schaumburg (im 17. u. 18. Jh.) wurde es zu einer Freistatt des Glaubens und der Gewerbe, stieg dann zur zweitgrößten Stadt (nach Kopenhagen) im dänischen Gesamtstaat auf (1927 noch vor Kiel die größte Stadt in Schleswig-Holstein) und zu einem wichtigen Hafen- und Handelsplatz, war ein zentraler Ort der Aufklärung im Norden, wurde mit Ottensen und Bahrenfeld (eingemeindet 1889 u. 1890) ein bedeutender Industriestandort, auch eine Hochburg der Arbeitsbewegung, war in der Weimarer Republik als ›Neues Altona‹ ein Modell republikanisch-demokratischer Stadtentwicklung und Stadtkultur, integrierte die Elbvororte«, wurde jedoch »›mit dem fast tragischen Schicksal‹ in der Zeit des Nationalsozialistischen Diktatur 1937/38 (…) nach Hamburg eingegliedert.[2]

Für Altona und seine Geschichte war die unmittelbare Nachbarschaft zu Hamburg entscheidend. Der Architekt und Stadtplaner Hans Berlage, ein (Schul-)Freund meines Vaters, zeichnet von dem fruchtbaren Nebeneinander der beiden ungleichen Nachbarstädte ein zwiespältiges Bild, das dem NS-Zeitgeist geschuldet war:

Neben dem konservativen Hamburg bildete sich nach den Gesetzen von Wirkung und Gegenwirkung ein ungebundenes Altona. So entstanden zwei Gegenpole, deren geschichtliches Wechselspiel mit dem der beiden Erdteile Europa und Amerika vergleichbar ist.
Hamburg hat als wichtiger Platz der Alten Welt in langsamer Entwicklung festgefügte Traditionen geformt, in deren Bannkreis solider Wohlstand, nicht aber waghalsiges Wirtschaftsunternehmen gedieh. Altona war wie die Neue Welt lange Zeit die Zuflucht für eine bunte Fülle verschiedenartiger Elemente, die in der Luft der Nachbarstadt nicht gedeihen konnten. Da fanden sich Vertreter der ganzen Skala von den wert-

2 350 Jahre Altona, hg. v. H. J. Czech, V. Hirsch u. F. Kopitzsch, Hamburg 2015, S. 9 u. S. 17.

vollsten zu den minderwertigsten Zeitgenossen, freiheitliche Köpfe mit den für den Fortschritt der Menschheit kostbarsten Gedanken, Opfer religiöser Unduldsamkeit mit hervorragenden Fähigkeiten in Handel und Gewerbefleiß, Abenteurer, Scharlatane, Gesindel. Es gab Zeiten, in denen der Hamburger den Nachbarort Altona genau so betrachtete wie der Europäer die Neue Welt im 19. Jahrhundert. Man sah in ihnen den Platz, an dem sich der Ausschuß der menschlichen Gesellschaft sammelte, d. h. alles, was im geordneten Kreis bürgerlichen Lebens nicht guttun will.[3]

Einen besonderen Namen hat sich Altona als ein Zufluchtsort für religiöse Minderheiten und Glaubensflüchtlingen erworben: »*So wurde in Altona die erste gewerbliche und religiöse Freistatt in Nordeuropa gegründet, ein Markstein nicht nur in der Geschichte der Stadt, sondern auch für gesamte Emigrantenbewegung der Zeit um 1600.*«[4]

Meinen Vater hat die Stadt mit ihrer Weltoffenheit und Toleranz tief geprägt, und in der Ehe meiner Eltern lebte das fruchtbare Wechselspiel zwischen den beiden ungleichen Städten fort. Dabei rechne ich meinen Vater zu den »*freiheitlichen Köpfen mit den für die Menschheit kostbarsten Gedanken*« in Altona und meine Mutter zu den Ausnahmen von dem bürgerlichen, konservativen »*Hamburger*«. In ihrer liberalen, weltoffenen, toleranten Geistes- und Lebenshaltung waren beide sich auf wunderbare Weise einig. Meine Mutter nämlich war geprägt von ihrem Vater, einem Hamburger Volksschullehrer von dem Schlag des Elternhauses von Helmut Schmidt: sozialdemokratisch, gebildet, kirchenkritisch, musisch. Die sozialdemokratische Prägung verband beide.

Wie schon erwähnt, war die Kindheit meines Vaters auch durch eigene Krankheiten, vor allem aber durch den frühen Tod der Schwester Elisabeth getrübt; sie starb vor 1910 noch im Kindesalter an Diphtherie. Zu seinen Krankheiten gehörte das damals noch nicht näher bekannte acetonämische Erbrechen, eine Stoffwechselstörung. Es hält lange an und tritt wiederholt auf, entzieht dem Körper viel Flüssigkeit und schwächt ihn auf sehr unan-

---

3 H. Berlage, Altona. Ein Stadtschicksal. Von den Anfängen bis zur Vereinigung mit Hamburg, 1937, S. 8. Vgl. dazu a. K. Kopitzsch in 350 Jahre Altona, S. 17.

4 H. Ramm 1967, zit. ebd. S. 18.

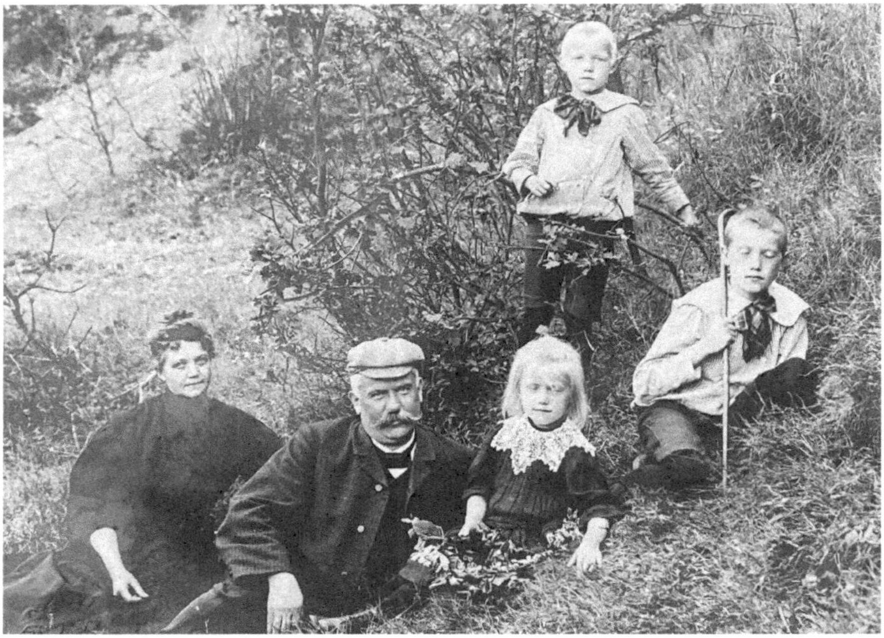

Die Eltern und Geschwister Gretchen, Otto und Max

genehme Weise. Zum völligen Unverständnis seiner Mutter und auch ihres Hausarztes, seines späteren Chefs, hatte er einen Heißhunger auf Salzheringe; aus Unkenntnis wurde es ihm natürlich verwehrt. Später als Kinderarzt erinnerte er sich daran: In Kenntnis der Krankheit und ihrer Therapie war ihm klar, dass es der Salzverlust war, der ihn nach Salzheringen verlangen ließ. Sein Körper hatte also vollkommen richtig reagiert und den Mangel angezeigt. Hätte man seinem Verlangen nachgegeben und dazu auch noch reichlich zu trinken gegeben, wäre das Übel rasch vorbei gewesen und es wäre ihm wieder besser gegangen. Später gehörten Salzstangen und Cola, in jedem Fall viel Trinken zur Therapie. In jedem Fall haben die eigenen Krankheitserfahrungen zu den günstigen Voraussetzungen beigetragen, ein empathischer, die Kinder verstehender Arzt zu werden.

Jüdisches Leben in Altona

Zu seinen nachwirkenden Erinnerungen gehörten eindrucksvolle Begegnungen mit dem jüdischen Leben in Altona, das schon seit Langem ein sehr lebendiges war und berühmte Rabbiner hervorgebracht hatte. Bereits 1612 sicherte das Altonaer Stadtrecht den Juden Glaubensfreiheit. 1671 entstand »*die Dreiergemeinde Altona – Hamburg – Wandsbek (AHW) der hochdeutschen (ashkenasischen) Juden als politische Grenzen überschreitender Zusammenschluss.* (…) *Seit 1680 waren der Oberrabbiner und die Judenältesten von Altona für die Zeremonial- und Zivilgerichtsbarkeit der Juden in ganz Schleswig-Holstein, mit Ausnahme von Glückstadt, zuständig. Altona wurde zu einem der zentralen Orte für die Juden in Mitteleuropa.*«[5]

In Altona selbst bildeten sich zwei jüdische Gemeinden, eine sephardische der aus Hamburg entwichenen portugiesischen Juden und eine aschkenasische, »*hochdeutsche*«; 1886 löste sich allerdings die sephardische Gemeinde auf und verschmolz mit der »*hochdeutschen*«.[6] Im Jahr 1937 klingt das in der Stadtgeschichte des oben genannten Hans Berlage so:

> *Ungewöhnlich für eine nordische Stadt war das zahlreiche Auftreten von Leuten mit dem Kaftan und den Locken des Gesetzes im Straßenbild von Altona. Eine zeitgenössische Nachricht (Ende des 17. Jahrhundert) behauptet, daß Altona zu einem Drittel aus Juden bestand. Das ist eine übertriebene Schätzung. Immerhin waren sie zahlreich genug, um großen, und zwar nicht erfreulichen Einfluß ausüben zu können. Sie waren stark an den korrupten Verhältnissen in der Stadt beteiligt. Sie konnten es wagen, über jeden, der mit einem Juden im Streit war, den öffentlichen Bann zu verhängen, bis der Jude zufrieden gestellt war. Sie konnten auch wagen, die Ratsdiener zu verprügeln, wenn diese gegen sie einschreiten wollten.*[7]

War dieses undifferenzierte, mit Quellen nicht belegte Urteil nur der antisemitischen Staatsdoktrin geschuldet? Heute herrscht ein positives Bild von

5 F. Kopitzsch, in: 350 Jahre Altona, S. 18 u. 19.
6 H.-J. Czech u. a. (Hg.), 350 Jahre Altona, S. 125–129.
7 H. Berlage, a. a. O., S. 93.

dem Einfluss vor, den die Juden vor allem auf das kulturelle Leben Altonas ausgeübt haben. In diesem Sinn würdigt Franklin Kopitzsch Joseph Carlebach, »*der als Oberrabiner die Altonaer und Hamburger Juden bis zu seiner Deportation ins Baltikum 1941 betreute*« und zitiert aus seinem »Überblick über die Geschichte der Juden in Altona: ›*Altona ist ein Name, der aus der Geistesgeschichte des Judentums nie verschwinden wird*‹«.[8]

Mein Vater muss dieses jüdische Leben wahrgenommen haben, denn er erzählte vom Arbeitszimmer des Rabbiners, zu dem er Zutritt gehabt haben muss. Darin war er tief beeindruckt von einem gewaltigen, halbrunden Schreibtisch voller Folianten und Bücher. Auch kannte er die über die Straße gespannten dünnen Seile, die den Bereich begrenzten, innerhalb dessen sich die dort lebenden Juden am Sabbat bewegen konnten. Empört war er über die Behandlung, die ein jüdischer Mitschüler vermutlich auf der Oberrealschule von Lehrern und auch von Schülern erfahren habe: Am Sabbat war er aufgrund staatlicher Anordnung vom Unterricht befreit. Aus Ärger darüber und aus antisemitischer Einstellung fragten ihn an dem jeweils folgenden Montag einige Lehrer gezielt nach dem aus, was am vorangegangenen Sonnabend behandelt worden war. Um solcher Befragung standzuhalten, suchte der arme Jude am Sonntag mehrere Mitschüler zu Hause auf und sammelte so viele Informationen über den von ihm versäumten Unterricht wie möglich, zum Ärger der von ihm Aufgesuchten über die sonntägliche Störung. Aus dem Mund meines Vaters hörte ich dazu nur Verständnis und Mitleid, Empörung aber über die Lehrer. Durch solche Erfahrungen und vermutlich auch durch die Eltern gewann mein Vater Abwehrkräfte gegen den damals in allen gesellschaftlichen Schichten weit verbreiteten Antisemitismus; später trugen sie zu seiner entschiedenen Ablehnung des Dritten Reiches bei.

Kritisches Verhältnis zur Kirche

Die evangelisch-lutherische Kirche, in die hinein er getauft worden war, hinterließ keine guten Eindrücke auf ihn. Bereits im wie selbstverständ-

8 F. Kopitzsch a. a. O., S. 19.

lich von den Eltern veranlassten Konfirmandenunterricht gewann er den ihn lange Zeit bestimmenden Eindruck von der evangelischen Kirche als Kirche der Reichen. Die Konfirmanden mussten streng nach ihren Schulen geordnet sitzen, von vorn nach hinten: erst die Gymnasiasten, dann die (Ober-)Realschüler und ganz hinten die Volksschüler. Dementsprechend wurden sie vom Pastor behandelt. Wenn von den meist armen Volksschülern gelegentlich einer zu spät kam, weil er noch Zeitungen hatte austragen müssen, wurde er vor versammelter Konfirmandenschar im wahren Sinn abgekanzelt. Wenn mein Vater davon erzählte, schwang seine Empörung auch nach Jahrzehnten noch spürbar mit.

Auch das Verhalten des Pastors nach dem Tod der Schwester stieß bei der Familie auf Unverständnis: Unter Verweis auf eigene Kinder bat er im Verständnis, dass er wegen der Ansteckungsgefahr die Trauerfamilie nicht besuchen könne. Die Reaktion der Familie erscheint mir als Ergebnis einer nicht nur damals verbreiteten religiösen Bildung, die ein von Allmacht und Liebe geprägtes Gottesbild vermittelte; vermutlich hat auch besagter Pastor so gepredigt: »*... der alles so herrlich regieret.*« Wer solch ein Gottesbild im Kopf hatte, konnte wohl von einem seiner Verfechter etwas mehr Gottvertrauen erwarten. Für meinen Vater wurde dieses Gottesbild spätestens im Ersten Weltkrieg arg verfinstert.

Der enge Kontakt zu »*Tante Agnes*«, Diakonisse in Mutterhaus Bethanien in Berlin, Schwester der Mutter, trug auch nicht zu einem besseren Bild von der Amtskirche bei. Bei den häufigen Besuchen dieser geliebten Tante war sie oft voll von Vorkommnissen in ihrer Schwesterngemeinschaft, die mein Vater begierig aufnahm und mit spitzen Bemerkungen versah. Fassungslos z. B. war er, dass die Diakonissen am Karfreitag nicht einmal die Matthäuspassion von Johann Sebastian Bach hören durften, weil die Musik zu weltlich sei! Ebenso empfand er die Reaktion der Oberin, als eine Mitschwester ihr ihren Verlobten, einen Vikar, vorstellte: Die Oberin, außer sich vor Zorn, riss der Mitschwester die Haube vom Kopf, warf sie auf den Boden und trampelte mit dem Fuß darauf. – Später äußerte er sich deutlich aus dem Lazarett in Frankfurt/Oder, als er die Erwägung, sich zu Tante Agnes nach Bethanien verlegen zu lassen, rasch wieder verwarf, wegen der »*schwarzen Schwestern und des ganzen Tones, der dort herrscht, Ihr wißt ja, was ich meine*«. Im Brief vom 17. November 1916 klingt es ebenso: »*Dort zwischen den Pfaffen u. Schwestern würde ich mich nicht wohl fühlen. Hier ist alles hell u. freundlich.«* Unbeschadet solcher verständlichen Kirchendistanz und -ablehnung war mein Vater ein religiöser Mensch; er verdankte diesen Wesenszug, so vermute ich, seiner Mutter und deren Schwester, der Diakonisse Tante Agnes.

Schulerlebnisse

Ein schier unerschöpflicher Erinnerungsborn war die Fülle seiner Schulerlebnisse, besonders aus der Oberrealschule Altona, die mein Vater bis zum Abitur 1914 besuchte. »*Schule soll Episode bleiben*«, d. h. ein »*flüchtiges Ereignis innerhalb eines größeren Geschehens; unbedeutende, belanglose Begebenheit*«[9]. So oft jedoch, wie mein Vater von seiner Schule und einigen Lehrern sprach, lässt seine Sentenz wie einen frommen Wunsch klingen: »*Schule sollte …*« In die Sentenz sind nicht nur seine eigenen Schulerinnerungen eingeflossen, sondern auch Eindrücke, die er in seiner 50-jährigen Kinderarztpraxis gewonnen hat. Wir Kinder hielten sie ihm später bei gegebenem Anlass entgegen, wenn er unsere Schulleistungen beanstandete.

Seine Empfehlung ist aller Beherzigung wert, zumal heute, da der Leistungsdruck des späteren Berufslebens vielfach schon in der Schule spürbar ist. Es ist darum bezeichnend und vielsagend, dass ein erfahrener Kinderarzt, der Schweizer Remo Largo, in einem Artikel der Süddeutschen Zeitung mit Nachdruck für »*mehr Freiräume*« im mehrfachen Sinn in der Schule plädiert. Die Überschrift »*Kinder lernen jeden Tag. Ich bin ein Versager*« benennt genau die Krankheitsursache bei vielen Schulkindern. Der Artikel ist ganz im Sinn der eingangs zitierten Worte Goethes geschrieben. Er könnte darum von meinem Vater stammen, auch für seine über die Schule hinausgreifende Schlussfolgerung: »*Wir müssen unsere Gesellschaft grundsätzlich verändern: hin zu Gemeinschaft.*« In der Erziehung ihrer eigenen Kinder realisierten unsere Eltern die genannte Maxime und ließen uns Kindern »Freiräume«. Soweit unsere Schulzeit in die Nazizeit fiel, hatten meine Eltern noch mehr Grund dazu.

9 Fremdwörterduden, 8. Aufl.

Die Schule meines Vaters war als Realschule mit naturwissenschaftlich-technischer Ausrichtung 1882 gegründet worden und zwar als Ergänzung zum humanistischen Gymnasium (Christianeum). Im Jahr 1905 wurde sie Oberrealschule und besteht als »Gymnasium Altona« bis heute. Aufgrund dieser Umwandlung konnte mein Vater dort Abitur machen, also die Bedingungen für das von ihm angestrebte Medizinstudium erfüllen. Von seinen skurrilen Lehrern erzählten mein Vater und sein fünf Jahre jüngerer Bruder Otto oft; wir hatten unseren Spaß daran, weil wir kaum noch solche Originale erlebten. Die erzählten Verhaltensweisen hätten ohne weiteres in die »*Feuerzangenbowle*« gepasst. Gleichwohl verdankte mein Vater seiner Schule eine umfassende Bildung. Er profitierte von dem liberalen, moderner Literatur aufgeschlossenen Geist. Diesen rühmte er immer wieder. So hätten die Schüler der oberen Klassen damals moderne, revolutionäre Schriftsteller wie Ibsen, Strindberg und Nietzsche gelesen. Das sei an Hamburger Schulen, wie er meiner Mutter gelegentlich unter die Nase hielt, ausgeschlossen gewesen. Die Schüler der letzten beiden Klassen durften für die Schülerbibliothek eigene Wünsche nicht nur äußern, sie bekamen sie auch erfüllt.

Den tiefsten und in seinem ganzen Leben nachwirkenden Eindruck hinterließ die Vereinbarung der Schule mit dem Altonaer Stadttheater, dass Schüler der Oberprima als Statisten in den Aufführungen mitwirken konnten. Dadurch erlebten sie alle berühmten Schauspieler der Zeit, die dort auftraten, und lernten wie von selbst alle klassischen Stücke, die aufgeführt wurden. Viele Rollen, mit denen mein Vater sich identifizierte, konnte er bis ins hohe Alter auswendig. Noch nicht lange vor seinem Tod sagte er: »*Gebt mir eine Woche Zeit, und ich werde euch den Faust rezitieren.*« Gemeint war natürlich »nur« der erste Teil, doch leider ist es nicht dazu gekommen. Geglaubt haben wir, seine Familie, es ihm aufs Wort. In seine Schulzeit an der Realschule fiel auch ein Vorfall, den er mehrfach einwarf, wenn über den Sittenverfall an den Schulen zu späterer und heutiger Zeit geklagt wurde: In einem Streit unter Schülern im Alter von etwa 17 Jahren habe einer einen Revolver gezogen und einem anderen in den Kopf geschossen. »*Ich sehe noch die kleine Rauchwolke, die der Schuss ausgelöst hatte, aufsteigen*«, pflegte er zu ergänzen. Zum unglaublichen Glück hatte die Kugel den Kopf durchschlagen, ohne das Gehirn lebensgefährlich zu verletzen. So etwas hat es eben auch schon »*zu der guten alten Zeit*« gegeben!

Wenn mein Vater mit seinem fünf Jahre jüngeren Bruder Otto zusammentraf, kam ihre Rede unweigerlich auf Lehrer, die sie beide genossen hatten. Darum kann ich erneut auf die Aufzeichnungen Ulrich Supprians zurückgreifen, des ältesten Sohns meines Onkel Otto. Mein Vetter nennt das Schülerdasein seines Vaters »*glücklos*« und schreibt: »*Prof. Holldorf* (damals trugen viele Studienräte den Professorentitel), *der wohl, nach den Erzählungen von ihm, ein klinisch manifester Sadist gewesen sei: ›Otto, dein Bruder Max ist ein strebsamer Schüler. Aber du, du bist ein Straßenjunge*‹.« Mein Vater erzählte die Szene noch weiter: Sein Bruder Otto, der mehr Wagemut und Keckheit besaß als er selbst, habe auf diese Anrede zurückgefragt: »*Was ist ein Straßenjunge?*« Darauf die prompte Antwort des Professors: »*Du!*«

Zu besagtem Professor Holldorf kann ich aus den Erzählungen meines Vaters ergänzen: Wenn Onkel Otto ihm nach Abschluss der Schule begegnet sei, habe dieser ihn jedes Mal mit den Worten begrüßt. »*Guten Tag, was macht dein Bruder Max?*« Sein eigenes Ergehen sei ihm keine Frage wert gewesen. Eine andere Geschichte von Holldorf, oft von beiden Brüdern erzählt und belacht, gibt mein Vetter so wieder: An einen nach vorn gerufenen Schüler gerichtet: »*Hier! Faß mal an! Das ist eine goldene Uhr* (er ließ sie an der Kette langsam in die Schülerhand sinken). *Gott gab sie mir. Du aber bist ein Heide und wirst nie seine solche Uhr haben!*« Vom gleichen bigotten Lehrer stammt auch die Anrede an seine Klasse: »*Bleibt ihr bei eurem Nitzsche* (er verunglimpfte den Namen durch das kurze i), *ich bleib bei meinem Jesus.*«

»*Wenn ich*«, so schreibt mein Vetter, »*an die Schulgeschichten meines Vaters (und seines Bruders) denke, wird mir deutlich, wie sehr sich die Zeiten geändert haben. Solche Abgründe an Abnormität, verzerrter Sonderbarkeit, fossiler Abseitigkeit gibt es nicht mehr. Ein Lehrer lispelte. Es kam vor, daß er in Schülerantworten darin imitiert wurde: Dann folgte eine stereotype Drohrede, die man auswendig kannte (und die ich oft aus meines Vaters Mund hörte, mit immer neuem Vergnügen) und die im Chor mitgesprochen wurde:* »*Will-th fräch wärrn? Will-th'n Back-th hamm, da-th in'n Dreck fliech-th?*«

Zu einem oft gebrauchten Zitat sind die Worte geworden, mit denen einer seiner Lehrer ein neues Buch vorstellte. Während er es durchblätterte, ließ er die Worte fallen: »*Dumme Leute wie Schmidt lesen ein Buch von vorne …*«

Mein Vater hat sie immer wieder zitiert, und wir, seine Nachkommen, benutzen sie in vergleichbarer Situation noch heute, stets mit dem gleichen Lacherfolg. Aber wie kluge Leute ein Buch läsen, wissen wir immer noch nicht. Zu oft zitierten Aussprüchen gehört auch die antisemitische Anrede an den einzigen jüdischen Schüler in seiner Klasse: Während der Lektüre von Lessings »*Nathan der Weise*« sagte der Lehrer die Worte des Patriarchen an den Tempelherrn direkt dem jüdischen Schüler ins Gesicht: »*Thut nichts! Der Jude wird verbrannt. Hören Sie, Cohn, der Jude wird verbrannt!*« Die Worte fallen bei Lessing dreimal im Disput zwischen Tempelherrn und Patriarchen über den (fiktiven) Fall, dass ein frommer Jude ein Findelkind in bestem Glauben als jüdisch angesehen und aufgezogen habe, es aber tatsächlich ein getauftes Christenkind gewesen sei.

Unter Vaters Mitschülern gab es auch skurrile Gestalten, darunter Hermann Gause, der sich für einen verkannten Dichter hielt und auf posthume Würdigung hoffte. Ich erinnere mich an einen hohen Haufen von Manuskripten zu Dramen, der nach seinem Tod bei meinen Eltern landete und dort lagerte, bis er letztlich den Weg alles Irdischen wanderte. Er hatte sie an alle Hamburger Theater geschickt, aber kein einziges wurde angenommen. Die Rückgabe eines Aufsatzes kommentierte der Lehrer so: »*Der Schöler Gause schreibt: ›Wenn ech mech des Abends bei scheidender Sonne am Strande des Märes ergähe, beschleichen mech wähmötige Gedanken …, so'n Quatsch … Fönf!‹ Gause springt aus der Bank, reckt drohend die Faust und ruft* (aus einem seiner Dramen zitierend): »*Mein Dolch soll dich treffen, Verruchter!*« Darauf ungerührt der Pauker: »*Was sagst du da? … dommer Junge … sätzen!*« Bei aller Kritik an seiner Schule, mein Vater verdankte ihr auch einen Großteil seiner klassischen Bildung. Im Übrigen war der Abstand zwischen seiner und unserer Schulzeit zu groß, als dass wertende Vergleiche angemessen wären.

Erster Weltkrieg und Revolution 1914–1919

Auch im Leben meines Vaters bedeutete der Erste Weltkrieg eine tiefe Zäsur. Meine Kenntnisse über seine Einstellung, sein Verhalten und Ergehen schöpfe ich aus dem Briefwechsel zwischen seiner Mutter, seiner nächstjüngeren Schwester Gretchen und ihm. Merkwürdigerweise finde ich in der reichen Hinterlassenschaft an Briefen nur wenige an seinen Vater und von ihm. Auch wird er nur selten erwähnt, etwa im Brief der Mutter vom 9. Oktober 1916, also zu der Zeit, als der Vater schon krank war und Schmerzen litt:

> *Ich sorge für den Lebens- und Leibesnotbedarf, schimpfe auf die Lauferei nach den Lebensmitteln. Papi schimpft auf den Krieg u. das flaue Geschäft.* (…) *Trotz allem sind wir aber zufrieden u. guten Mutes, denken immer daran, was die armen Soldaten in den Gräben* (an der Westfront) *durchmachen.*

Allein der reiche Briefwechsel, z. T. täglich und trotz der Kriegsbedingungen offenbar weithin reibungslos, zeigt das enge, liebevolle Verhältnis meines Vaters speziell zu seiner Mutter, aber auch zu seinen Geschwistern. Diesen Eindruck verstärken die Inhalte der Briefe, die viel Persönliches enthalten, vom Krankheitsverlauf, der zum Tod des Vaters im Oktober 1916 führte, bis zum Wetter. Dem Kriegsverlauf entsprechend häufen sich gegen Ende eindeutige politische Äußerungen, die keine Spur von Zensur enthalten. Aufschlussreich sind auch die Kosenamen, die Mutter und Kinder verwendeten: Mäxchen, Matsche o. ä., seine Mutter Mutti oder Muddi, seine Schwester Mauseschwanz. So schreibt die Mutter im gleichen Brief vom 9. Oktober 1916: »*Grete ist immer derselbe Mauseschwanz, sie hilft mir, wo sie kann u. ist im Aufpacken sehr ordentlich*«, und fügt gleich eine Liebeserklärung an alle drei Kinder an:

> *Ja, mein Max, das ist unsere Freude, daß Ihr alle drei so gut einschlagt und kommen mal verstimmte Stunden, dann überwindet man sie auch, das Leben ist nun mal nicht eitel Sonnenschein, man kann den Krieg*

eigentlich als eine Prüfung ansehen, wir werden später das Leben doch mit andern Augen ansehen, werden das Gute mehr zu schätzen wissen.

Die Fortsetzung gilt dann dem Ältesten und seiner Lage weit im Osten; sie bietet zugleich Einblick in ihre Seelenlage und lässt auf die des Sohnes schließen:

Deshalb mein Junge, sei auch trotz der schweren Zeit nur froh u. freue dich deines Lebens, du willst doch einst der Menschheit noch tüchtig nützen, dazu gehört ein frisches frohes Gemüt und wir wollen hoffen, daß du bald ein kreuzfideler Studiosus, trotz aller gewesenen Kriegsschrecken wirst, laß dir nicht die frohe Zuversicht auf eine bessere Zukunft nehmen u. baue nur weiter Luftschlösser, nur du darfst sie nicht zu hoch bauen, hörst du -------

Die ersten Kriegsjahre 1914–1915

Mein Vater, der 1914 sein Abitur machte, meldete sich wie alle seine Klassenkameraden freiwillig. Über seine ersten Eindrücke und sein Befinden nach seiner Einberufung berichtet seine Mutter an ihre Schwester, Diakonisse Agnes Witt, datiert vom 28. August 1914, also gerade vier Wochen nach Kriegsbeginn:

Max läßt dich bitten nicht böse zu sein, daß er nicht selbst schreibt, aber Mittags und Abends ist er so abgespannt, daß er nicht schreiben mag. Trotzdem ist er äußerst fidel u. versichert mir noch gestern, daß er sehr gern in der Kaserne ist, lieber, als wenn er in solcher Zeit zu Hause sein sollte. Sie haben, trotz der vielen Anstrengungen, viel Spaß beim Kommiss.

Zwei Jahre später schreibt seine Mutter ihrem Sohn nach Walk im damaligen Kurland, an der Grenze zwischen Estland und Lettland; dort versah er seinen Militärdienst bei der »*fahrbaren Blutuntersuchungsstelle*« der Militär-Veterinär-Medizin: »*Heute vor zwei Jahren, dem Tag nach, rückten Dei-*

ne Kollegen nach Frankreich aus, wer hätte gedacht, daß wir so furchtbaren Zeiten entgegen gingen.«

Die oben genannte Nachricht vom August 1914 gibt – noch – ein positives Bild vom Befinden des Rekruten; sie gibt auch seinen dringenden Wunsch wieder, »*solcher Zeit*« bei seinen Kameraden, seinen Mitschülern, zu sein. Von der damals verbreiteten Kriegsbegeisterung und Sehnsucht, so schnell wie möglich an die Front zu kommen, ist allerdings nichts zu lesen. Zwei Jahre später klingt es offen kritisch; die Kriegsbegeisterung war schon bald in den »*so furchtbaren Zeiten*« verklungen. Bemerkenswert ist, dass bereits Anfang Oktober 1914, also nach nur einem einzigen Monat Ausbildung, die »*Kollegen*« an die Front »*nach Frankreich ausrückten*«.

Aufgrund seines Alters gehörte Max zu den Jahrgängen, aus denen die meisten Gefallenen stammen. Aus seiner eigenen Klasse haben von rund 20 Mitschülern nur fünf überlebt. Er selbst verdankt sein Überleben dem Umstand, dass er nach seiner Ausbildung an die Ostfront kam. Dort war das »Kriegsglück«, anders als im Westen, nach den Schlachten bei Tannenberg und an den Masurische Seen (30. August und 5. September 1914) den Deutschen hold. Außerdem erlitt er schon gleich nach Aufbruch an die Front eine Fußverletzung, die ihm einen Fronteinsatz ersparte. Über diese erste Zeit seines Einsatzes und seines Lazarettaufenthalts sind zahlreiche, oft täglich geschriebene Briefe erhalten und geben ein genaues Bild von seinem Ergehen. Am 1. November brach er von Hamburg auf, die erste Nachricht an seine Eltern stammt vom 2. November aus Wittenberge. Seine ermunternden und beruhigenden Worte lassen auf den Schmerz der Trennung schließen und auf die Sorge angesichts seiner unsicheren Zukunft:

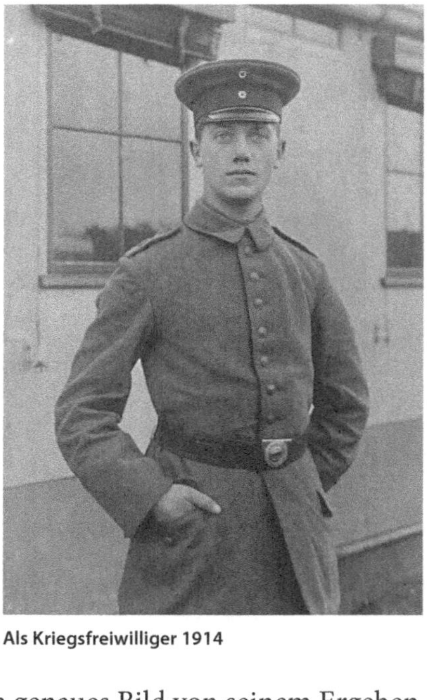

Als Kriegsfreiwilliger 1914

Seid nur so fidel wie ich es bin, dann bin ich zufrieden. Ich habe das ganz sichere Gefühl, daß ich Euch alle wiedersehe. Die Fahrt geht schnell, noch weiß niemand wohin. (…) Gute Gesellschaft (…). Also Kopf hoch. Freut euch mit mir.

Die weitere Fahrt führte nach Breslau. Aus einem Vorort der Stadt bestätigt der Sohn seinen Bericht vom Vortag:

(…) kein Wunder, daß wir alle vergnügt sind. Macht Euch keine Sorge um mich, ich kann gar nicht besser aufgehoben sein. (…) Es ist nicht ausgeschlossen, daß wir weiter nach Galizien reinkommen. Kein Mensch weiß, was eigentlich los ist. Diese Tage werde ich mein Leben lang nicht vergessen. Im Zuge träume ich immer von zu Hause. Aber Heimweh nicht die Spur. Man fühlt sich ganz heimisch.

Schon am nächsten Tag (4. November) heißt es in einer Ansichtskarte aus Czenstochau:

Seit 1½ Std. sind wir in Feindesland. Die Gegend ärmlich, aber nichts zerstört. Die Bevölkerung ist ruhig, einige winken uns sogar zu. Wie weit es geht, weiß man noch immer nicht.

In den täglichen Briefen klingen manche unerfreulichen Nachrichten an, aber die gute Stimmung klingt nicht getrübt: »*Trotz des geringen Schlafs, bin ich immer frisch. Der Humor überwindet alles.*« Zugleich zeichnet er ein wechselndes Bild ihrer Erlebnisse und Aufenthalte:

Ich kann unmöglich schreiben, was wir alles erlebt. Augenblick haben wir's gut (…). Bald sind wir hier bald dort. Na, ich kann schon jetzt was erzählen, obwohl wir vom Feind nichts gehört noch gesehen haben. Es ist hier, glaub' ich, ja so interessant wie im Westen. Schade, daß ich kein Russisch kann.

Am 6. November berichtet er von seinem ersten Kontakt mit Russen. Sein Eindruck befremdet. Welch' eine Vorstellung hatte er von ihnen? Von wem hatte er sie? »*Heute habe ich gefangene Russen gesehen. Sie sehen gar nicht so wild aus. Ganz junge sind unter ihnen.*« Die nächsten Briefe berichten von ständigen Ortswechseln, teils mit der Bahn, teils auch mit gewaltigen Fußmärschen:

> *30 km 10 Std. auf den Beinen mit vollem Gepäck, ein netter Sonntagsspaziergang*«, 9. November. »*Immer hin und her. Man wird ein ganzer Kerl im Krieg. Die Anstrengungen von heute* (7. November) *habe ich großartig vertragen. Ich bin so frisch, als ob ich in meinem Bett geschlafen hätte. Man muß nur den guten Willen haben, denn geht alles. Immer Kopf hoch. Und das müßt Ihr auch. Wenn ich weiß, daß Ihr trübe Gesichter macht, dann mach ich auch eins. Freut euch mit mir, daß ich dabei bin. Es wird alles gehen, davon bin ich überzeugt. Das hat so sein sollen, daß ich nicht mit nach Frankreich gekommen bin.*

Die letzte Bemerkung lässt offen, wie er diese Fügung wertet, vor allem, wenn ich voraussetze, dass er wusste, wie anders, nämlich entsetzlich, es an der Westfront zuging.

Am 10. November rechnet er damit, dass es bald ins Gefecht geht, Anlass genug, die Eltern zu mahnen: »*Fangt nur nicht an, Euch zu ängstigen.*« Immer wieder beruhigt er die Eltern und seine Geschwister zu Hause, vielleicht aber auch sich selbst? Nach dem 10. November ist etwas Einschneidendes passiert, er hat sich den Fuß verletzt. Am 14. November schreibt er:

> *Ich bin nicht mehr bei meinem Truppenteil, sondern als Fußkranker zurückgeschickt.* (...) *Die letzten anstrengenden Märsche haben mich kaputt gemacht. Schlimm ist es aber nicht. Also nicht beunruhigen.*

Noch auf der gleichen Karte bestätigt er seine Ankunft in Posen und kündigt den Weitertransport nach Frankfurt/Oder an. Dort im »Reserve-Lazarett II«, untergebracht in der Aktienbrauerei, gab er die Karte am 16. November auf. Darin schreibt er. »*Will sehen, daß ich nach Altona kommen kann u. nicht nach Erfurt, die Garnison*« seines 71. Infanterie-Regiments.

Wie sich schnell zeigt, bedeutet dies einen tiefen Einschnitt in sein zunächst bereitwillig akzeptiertes Kommissleben, ja, das Ende seines »*feld-*

dienstlichen« Einsatzes. Zuerst aber schildert er im Brief vom 15. November den Vorgang:

Am Donnerstagmorgen mußten wir nämlich auf unserem Marsch über mehrere Gräben springen. Nach unserer Mittagspause empfand ich heftige Schmerzen. Ich humpelte aber noch bis zum Abend mit. Es war ein qualvoller Marsch. Wir gingen sehr flott, dazu war der Weg schlecht, so daß ich bei jedem Schritt hätte jammern können. Aber mit wollte ich auf jeden Fall (…). Abends kam ich wie gefoltert ins alte Quartier.« Nach schlechter Nacht meldete er sich morgens beim Feldwebel, der aber wies ihn ab: »(…) *ich sollte mit gehen oder mich in den Schützengraben werfen. Na, ich wieder los. Aber es wollte nicht. Durch das anstrengende Mithumpeln, bekam ich heftiges Herzklopfen. Dann ging ich zum Leutnant, der den Arzt rief, dieser schickte mich zur Krankensammelstelle (…). Abends fuhr ich auf einem russischen Fuhrwerk zur 40 km weit entfernten deutschen Grenze (…). es war eine tolle Fahrt in dunkler Nacht. Wir wären fast mit schwerer Artillerie zusammengerannt (…). Nun es ist, Gott sei Dank, gut gegangen. (…) bin nun hier (…). Ich will sehen, daß ich nach Altona, oder wenigstens nach Tante Agnes* (Schwester seiner Mutter in Bethanien/Berlin) *kommen kann. Aber ich muß erstmal wissen, was los ist (…). Am liebsten würde ich ja wieder ins Feld ziehen, aber das wird wohl nichts werden. Mein Herz hat wohl auch etwas gelitten. Wenn es auch anstrengend da draußen war, schön war's doch. Aber was nützt es, wenn ich nicht kann. Es sind sogar viele von den Aktiven* (er selbst war ja nur Reserve) *abgeklappt. Die Strapazen sind schlimm in Russland. Immer Märsche um 40 km herum, dazu ganz erbärmliche Straßen, dreckig, sandig, daß man stecken bleibt. Die Pferde stürzen oft u. müssen erschossen werden (…). Der Krieg sieht in der Nähe anders aus als von weitem. Ich hab' von allem nichts gewußt. Ich werde viel erzählen können. Wenn Fuß u. Herz in Ordnung wären, hätte ich gut mitmachen können.*« Mit der Bitte um Mitteilung, »*was Ihr von meinen Kameraden im Westen wißt*«, schließt der Brief.

Die Schilderung vermittelt ein anderes Bild vom Frontgeschehen als das von der Westfront: dort Stellungskrieg mit ständigem Trommelfeuer, hier im Osten ständig Bewegung mit langen Märschen, meist aber ohne Feindkontakt und Beschuss. Seine eigene Kriegsbereitschaft ist zwar noch vorhanden, aber sie wurde schon auf die Probe gestellt. Aufschlussreich ist seine stete Sorge um das Ergehen der Kameraden im Westen. Die nächsten Briefe aus den folgenden Tagen klingen weiter beruhigend, berichten von seinem guten Befinden, vom Lesen, vor allem vom Austausch unter netten Kameraden über ihre Kriegserlebnisse. Die ärztlichen Untersuchungen hätten noch keine Klarheit gebracht, gäben aber auch keinen Anlass zu Sorge. Am liebsten wäre er in Altona und zu Hause, gern aber auch wieder bei seinem Regiment, lieber als in der Garnison in Erfurt. Am 18. November wiederholt er sein Bedauern, dass er nicht mehr bei der Truppe sein könne, fügt jedoch hinzu:

> *Freilich Strapazen zu ertragen, ist nicht leicht, und ich war oft mal verzagt, aber die Aktiven fluchten und schimpften viel mehr. Ich hatte immer noch Mut genug, sie zu ermuntern und beruhigen. Das Schlimmste ist das Marschieren auf diesen erbärmlichen Wegen, dazu das schwere Gepäck u. Durst, trotz des kalten Wetters schwitzt man. Ich habe mich bei Rasten gleich auf den kalten Boden geworfen wie die meisten (...). Und wäre das mit dem Fuß nicht gekommen, wäre alles gut gewesen.*

Auch in den Briefen von zu Hause spiegelt sich seine Enttäuschung, nicht bei seinen Kameraden an der Front zu sein. So klingt es im Brief eines früheren Lehrers: Er spricht ihn an als »*mein lieber Feldgrauer*« und tröstet ihn: »*Daß Sie einstweilen die Waffe zur Seite legen mußten, tut mir sehr leid.*« Er schließt mit bezeichnenden Wünschen. »*Heilen Sie sich gründlich aus. Sorgen Sie mit Ihren Kameraden für einen guten Frieden – aber England muß vorher dran glauben.*« So war offenbar die allgemeine Stimmung in Deutschland. Nach einer weiteren Untersuchung eröffnet ihm der Arzt, er glaube nicht, »*daß ich wieder felddienstfähig werde. Das ist ja nun so'n Dreck*«. (18. November) Wenige Tage später wird Max nach Schloss Blankenfelde nördlich von Berlin verlegt und kommt ins »*reine Paradies*«, wie er überschwänglich schreibt:

Junge, Junge, hier hab' ich aber einen guten Winkel erwischt. Denkt Euch, ich bewohne hier ein prächtiges Zimmer in einem schönen Schlosse, umgeben von herrlichen Parkanlagen. Na, Kinder, wie ein Prinz wird man behandelt. Nur ein Wink, ein Druck auf den Knopf, und ein Diener kommt angesprungen. (…) Ich glaub' immer, ich bin im Märchen. Ich weiß gar nicht, was ich von der Herrlichkeit zuerst beschreiben soll (…). Ich bin dem Regimentsarzt mein Leben lang hierfür dankbar. Der Kerl soll einen Orden haben (…). Für mich ist das alles wie geschaffen. Ich wüßte nicht, wo ich mich besser erholen könnte (…). Die eine Schwester sagte, ich muß hier lange bleiben bis ich vollständig wieder gesund bin u. rund u. dick (…). Kinder, so was ist noch nicht dagewesen. Wie unendlich froh bin ich, daß ich hier bin. Das ist das reine Paradies.

Im gleichen Ton geht es in den nächsten Briefen so weiter:

Ich fühle mich sauwohl. Ihr könnt's Euch wohl denken u. Benehmen hab' ich auch. Ich hab', glaub' ich, einen guten Eindruck auf sie (die Gräfin) *gemacht, denn sie hat sich lange u. äußerst freundlich mit mir unterhalten. Ich hab mal ins Fremdenbuch gesehen. Alles nur hoher Adel. Ich bin hier der erste Schmidt.*

Seitdem mehrere verwundete Offiziere ins Schloss gekommen waren, ergab es sich, dass er einen tieferen Einblick in die militärische Lage bekam:

Ich könnte viel erzählen, aber das darf ich nicht. Sprecht auch nicht zu den Nachbarn u. anderen davon, daß hier viel darüber gesprochen wird. Was ich mir jetzt nach allem, was ich gehört habe, für ein Urteil bilden kann, so ist es das: Wir werden siegen, aber wir haben ungeheure Verluste, das steht fest. Noch schlimmer sind sie bei unsern Gegnern, sodaß sie unseren Schaden nicht ersetzen können. Papas Befürchtung ist durchaus nicht unbegründet. Es wird vielleicht keine Partei eine gänzliche Vernichtung erleiden, aber auch keine einen glänzenden Sieg erringen, sondern es wird allmählich auf beiden Seiten eine Ermüdung eintreten, die den Frieden herbeiführen wird. Dabei werden unsere

> *Gegner nach dem jetzigen Stand der Dinge den Kürzeren ziehen, denn sie sind bis jetzt glänzend geschlagen worden, aber wir haben dabei einen großen Kräfteverlust erlitten. Ein schneller, glänzender Friede* (gestrichen das Wort *Sieg*) *kann uns nur dann werden, wenn bald etwas Unerwartetes geschieht* (…).

Er zählt mehrere Möglichkeiten auf, u. a. einen Sieg wie bei Tannenberg über die Russen. Dieses Urteil klingt nüchtern, relativiert mehrfach seine Erwartungen, kann aber seine – gedämpfte – Siegeszuversicht nicht beseitigen. Insgesamt bewahrheiteten sich seine Prognose der »*Ermüdung auf beiden Seiten*«, allerdings mit gegenteiligem Ausgang, leider aber auch die furchtbarer Verluste.

Todesnachrichten von Schulfreunden treffen ihn besonders hart angesichts seiner paradiesischen Lage:

> *Es tut mir bitter weh, daß ich einen so guten Freund verlieren muß. Wir beiden standen uns recht nahe, haben wir doch zusammen dieselbe Schulbank gedrückt und all das Ungemach in der Schule zusammen ertragen. Es ist schade um ihn; er war ein tüchtiger Kerl und hätte es auch mal zu etwas gebracht; wenn auch die Lehrer auf ihm herumhackten. Aber so geht es den Aufrichtigen, während solch Mensch wie …* (unleserlich) *lieb Kind war. – Das ist der Krieg.*« (10. Dezember) Er selbst hofft, »*nach Weihnachten wieder raus an den Feind zu können. Das quält mich sehr, daß meine besten Freunde draußen kämpfen und fallen, während ich hier solch Leben führe. In Rußland* (an der Front) *fühle ich mich doch glücklicher als hier.*

Zwischenzeit 1915–1916. Der Tod des Vaters

Am 17. Dezember 1914 teilt ihm der Stabsarzt seine Absicht mit, »*mich als feld- und garnisonsunfähig zu entlassen*«. Das eröffnet ihm die Chance, »*mit dem Studium anzufangen. Es geht nämlich noch, das Semester wird mir noch angerechnet*«. Da aber die dortigen Offiziere ihn für Schreibarbeit in einem Gefangenenlager vorschlugen, weiß er nicht, wie es weiter gehen werde, auch nicht, »*ob ich Weihnachten nach Hause komme*«. Zu seinem Leidwesen ist er seit 22. Dezember wieder im Lazarett in Frankfurt, hofft aber durch Fürsprache eines Zivilarztes wenigstens wieder nach Blankenfelde zu kommen, da er nach wie vor dienstuntauglich sei. Prompt ist seine Stimmung umgeschlagen: Im Lazarett fühlt er sich jedenfalls »*recht verlassen*« und »*einsam*« unter ihm »*so fremden Menschen. (...) Ich hab' mitunter solch Heimweh; aber ich kämpfe immer wieder dagegen an. (...) Ich wünsche Euch ein frohes Weihnachtsfest. Ich kann ja auch nicht kommen; aber das ist ja auch nicht schlimm; dafür ist Krieg.* (23. Dezember) Am 25. Dezember resümiert er seine Erfahrungen in Blankenfelde und im Lazarett. Er benennt seine Einblicke ins »*Offiziersleben*«:

> *Wie es in einem gräflichen Haus so her geht. Ich komm mit allen Volksschichten gründlich in Beziehung. Das ist für mich von großer Bedeutung. Ich lerne äußerst viel in dieser Zeit. Sie ist durchaus nicht verloren für mich.*

Gleichwohl bedauert er, bei der Schlacht um Lodz am 2. Dezember, in der seine Kompanie »*schwer gelitten*« habe, nicht dabei gewesen zu sein.

> *Wenn ich so was höre, werd ich immer traurig* (...), *das quält mich immer wieder; aber ich sehe ein, daß es mit dem Herzen und dem Fuß nicht ging, und es ein Frevel wäre, wenn ich schon wieder raus wollte.*

Der Vater war tatsächlich gekommen: »*Die Tage hier mit Papa waren famos. Er wird Mama ja auch alles erzählen, wie fein wir die Festtage verbracht.*« Im Übrigen hat er nach dem Abendbrot Abwechslung gefunden: Dann »*wird's hier immer sehr laut und fidel. Wir haben nämlich eine sehr feine Regimentsmusik: Klavier* (er selbst?), *zwei Geigen, Zieh- und Mundharmonika, einen Blecheimer als Trommeln und ein Bierseidel mit Löffeln* (...). *Ihr könnt Euch denken, daß die Weisen nicht allzu zart klingen. Das ist hier aber auch die einzige Abwechslung*« (29. Dezember). Am 30. Dezember kann er sich endlich aus Berlin »*auf der Durchreise nach Erfurt*« melden. Von dort datiert auch die nächste Postkarte, in der er seine Ankunft in Erfurt bestätigt und seine Unterbringung in einem »*Bürgerquartier*« meldet. Angesichts der unsicheren nächsten Zukunft beschwört er seinen Humor und hofft, »*Euch bald wiederzusehen und vor allem, daß uns das neue Jahr einen schönen Frieden beschert*«. Bis zum 10. Januar 1915 musste er in Erfurt noch ausharren, hatte es dort aber sehr gut. Sowohl bei seiner Arbeit im Munitionsdepot, als auch vor allem bei den sehr geschätzten Wirtsleuten. Mehrfach betonte er, wie gut es ihm gehe. Seinem energischen Drängen verdankt er seine Überstellung zu dem Altonaer Infanterie-Regiment 71. Am 9. Januar kündigt er dann seine lang ersehnte Rückkehr nach Hause für den nächsten Tag an: »*Ich freue mich mächtig.*« Zuvor hofft er noch auf Beförderung und dadurch auf reibungslose Entlassung.

Aus einem Brief an die Gräfin Wartenberg Mitte Juli 1915 entnehme ich, dass mein Vater nach einer militärärztlichen Untersuchung im April für weitere Monate zurückgestellt worden sei. Dadurch konnte er Ostern 1915 mit dem Studium der Medizin an der schleswig-holsteinischen »Heimat«-Universität Kiel beginnen. Zugleich gibt der Brief Einblick in seine damalige Seelenlage: Er könne sagen,

> *daß ich mich glücklich in meiner Arbeit fühle. – Die Hoffnung, die ich auf meine militärische Laufbahn setzte, ist freilich zerschlagen. – Aber jetzt habe ich klar einsehen gelernt, auf welch falschen Wegen ich tappte. Was mich so glücklich macht, ist das sichere Gefühl, auf dem Wege zu sein, den die Natur mir vorgegeben hat. Mit heiliger Begeisterung, rastlosem Drang nach Erkenntnis der Wahrheit und dem festem Willen, so tief, als es Menschen möglich ist, in die Natur einzudringen, trete ich an die Arbeit heran, die meinem Leben Inhalt geben soll: Doch welch Gefühl der Selbstverspottung und Nichtigkeit überkommt einen, wenn man an die rauhe Gegenwart denkt. Wie klein u. eigensüchtig steht das eigene Ich da, angesichts dieses furchtbaren Krieges. Fast schon ein Jahr wüten die Nationen in stetig wachsendem Haß gegeneinander. Ich muß gestehen, ich möchte das letzte Jahr nicht noch einmal durchleben mit all seinen Sorgen, obwohl sich auch manch schöne Erinnerung an diese wild bewegte Zeit für mich knüpft: Die herrliche Begeisterung für des Vaterlandes gerechte Sache, der stolze, mit kühnen Hoffnungen angetretene Ausmarsch ins Feld. Dann aber kam das Bittere. Ich mußte erkennen, wie wenig mein Körper den Strapazen des Feldzuges ange-*

paßt war. Die Folge war: Zurück vom nahen Ziel! Dann kam ich nach Blankenfelde. Ohne mich einer Übertreibung schuldig zu machen, darf ich sagen, daß der dortige Aufenthalt zu meinen schönsten Erinnerungen zählt. Zu gerne gedenke ich in diesen Sommermonaten der dunklen, langen Wintermonate auf dem Schloß am stürmisch auflodernden Kaminfeuer, wo man immer die schöne Empfindung hatte, von liebevoller, sorgender Hand gepflegt zu werden. Es ist das stetige Gefühl der Dankbarkeit, was mich getrieben hat, diese Zeilen an Euer Hochwohlgeboren zu richten.

Mehrere Verbesserungen in dem offenbar als Kladde dienenden Textblatt zeigen die Sorgfalt, die er auf diesen Brief gewandt hat. Vor allem wird deutlich: In dem ersten Kriegsjahr durchlebte er einen tiefen Wandel vom begeisterten Soldaten zur bitteren Einsicht in den »*furchtbaren Krieg*« und zum einsichtsvollen, begeisterten Studenten der Medizin. Da wohnten mehrere Seelen in seiner Brust, allen voran die Sehnsucht nach Frieden, dann aber auch deutsch-nationale Gefühle mit anglophoben Anteilen. Nicht zuletzt widerstreiten auch seine Erinnerungen an das letzte Jahr. So dürfte es vielen ergangen sein, zumindest denen, die wie er vor dem Schlimmsten an der Westfront verschont geblieben waren.

In einem Brief vom 22. Dezember 1915 von Berlin an die Eltern erklärt er, dass er sich erst in Kiel exmatrikulieren müsse, ehe er sich in Berlin wie gewünscht immatrikulieren könne. Daraus geht hervor, dass er zu der Zeit bereits die »*Stellung eines wissenschaftlichen Hilfsarbeiters an der ‚Militär Veterinär-Akademie' in Berlin N.W. Luisenstraße*« innegehabt habe. Einen Tag später dankt er für die Weihnachtsgeschenke, die »*unser lieber Papi wieder einmal vorzüglich eingekauft hat*«, besonders »*Brieftasche und Cigarrentasche*« (Damals hat er also geraucht; als Raucher habe ich ihn nie erlebt). Außerdem schreibt er:

Meine Versetzung nach hier (Berlin)*, sehe ich als das schönste Weihnachtsgeschenk an, das mir der Kommiß machen konnte. So gut hat mir's beim Militär noch nirgends gefallen.*

Er muss danach im Lauf des Jahres 1915 wieder eingezogen worden sein. In seinen Wünschen für ein »*glückliches, gesundes neues Jahr*« 1916 steht an erster Stelle, dass »*es uns auch hoffentlich den lieben Frieden bringen wird*«, nicht den Sieg! Solche Friedenswünsche und -hoffnungen durchziehen eigentlich nahezu alle Briefe, die zwischen ihm und seinem Zuhause regelmäßig hin und her gingen.

Militär-Veterinär-Zeit 1916–1918

Im »*Laboratorium*« der »*Militär-Veterinär-Akademie*« in Berlin wurde er für seinen Dienst in der »*fahrbaren Blutuntersuchungsstelle*« im besetzten »russisch Polen« ausgebildet. Sie hatte ihre Zentrale in Warschau, dort war er dann auch zuerst von Februar bis Frühsommer 1917 und danach mehrmals. Neben dieser Ausbildung konnte er im Wintersemester 1915/16 an der Berliner Universität sein Medizinstudium fortsetzen. Die Stationen, an denen mein Vater seinen Militärdienst ab Winter 1915 ableistete, liegen in Kurland und Livland. Dort ging es nach der legendären Schlacht bei Tannenberg und nach den großen deutschen und österreichischen Gebietsgewinnen im Jahr 1915 relativ ruhig zu, von einzelnen Schlachten abgesehen. Aber es gab nichts, was mit dem blutigen Stellungskrieg im Westen vergleichbar war. Von Warschau kam er in die Nebenstellen zuerst in das von ihm besonders geliebte Mitau im »*schönen Kurland*«, südwestlich von Riga, und blieb dort bis Anfang 1918, anschließend bis Sommer 1918 nach Walk an der Grenze zwischen Livland und Estland. Die letzten Monate verbrachte er wieder in Warschau bis Ende November, also etwas übers Kriegsende hinaus.

Aus einem Brief der Schwester vom September 1916 lässt sich auf das angenehme Leben schließen, das er in Mitau führen konnte: »*Deine Bücher und Noten haben wir fortgeschickt.*« Da es sich nur um Klaviernoten handeln konnte, ist daraus zu ersehen, dass der Bruder dort Zugang zu einem Instrument haben musste. Im Oktober wurde allerdings sein geruhsames, aber auch langweiliges und einsames Leben durch die offen ausgebrochene Krankheit und den rasch folgenden Tod seines Vaters erheblich aufgerüttelt. Der Brief der Schwester vom 11. Oktober lässt noch nichts davon verlauten. Die Bemerkung zu seinen Meerschweinchen fügt ein weiteres Puzzleteil zu

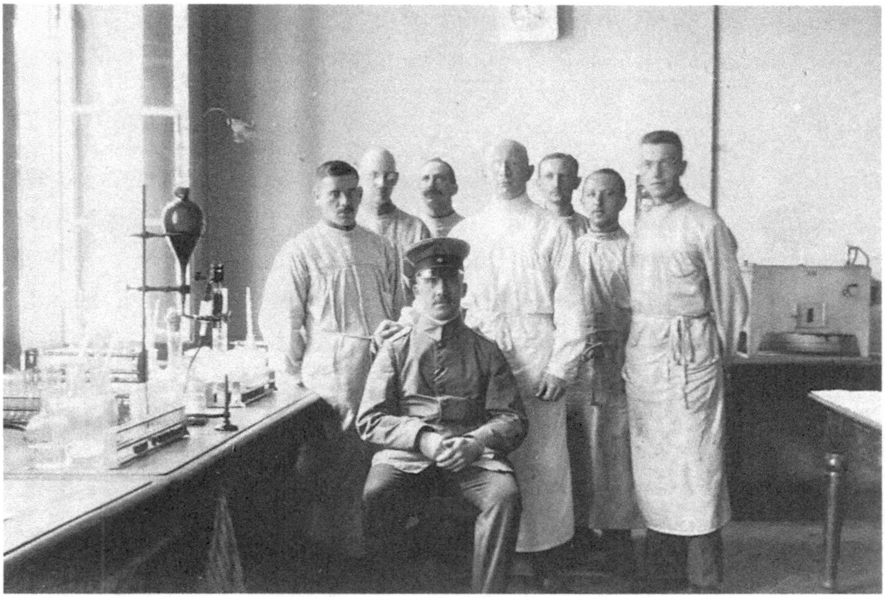

Als Militär-Veterinär 1916, ganz rechts

dem Bild hinzu, das die Briefe von zu Hause vom Leben im eroberten Feindesland (Russisch Polen) widerspiegeln:

> *Also du zähmst dir so viele Meerschweinchen, dann kannst du nach dem Kriege ganze Meerschweinchenfamilien mit nach Hause bringen, nebst Großmama und Großpapa, dem Herrn Papa und der Mama und Kindern.*

Die Meerschweinchenzucht dürfte mit seiner veterinärärztlichen Tätigkeit zu tun gehabt haben; in der Vorstellung der Schwester aber sollte sie vor allem der Unterhaltung des einsamen, gelangweilten Bruders dienen.

Der Gemütszustand des Bruders entsprach dem gar nicht, wie der Brief der Mutter drei Tage später (11. Oktober) zeigt. Darin schreibt sie von einer »*großen Verstimmung*«, die sie seinem Brief vom 9. Oktober entnehme:

> *Das tut mir immer so weh, daß du dort so allein bist, hättest du doch nur einen, mit dem du dich gut ständest, dann wärest du doch nicht so einsam, nur, mein Junge, die Zeit muß doch mal kommen wo du dein*

geliebtes Studium wieder beginnen kannst, u. bis dahin müssen wir uns eben bescheiden, wir ändern es nun einmal nicht u. müssen das Schwere ertragen.

Der Brief vermittelt einen Eindruck von dem zwar sicheren, aber einsamen Leben im so geliebten »*schönen Kurland*«, wie ein Bildband betitelt war,[10] den ich später in der Bibliothek meines Vaters fand, er hatte ihn zu Weihnachten 1917 von einem vorgesetzten Arzt geschenkt bekommen. Von diesem Land hat er später oft geschwärmt. Vom 14. Oktober datiert der Brief mit der Nachricht vom Ausbruch der Krankheit des Vaters: »*Ich wollte es dir gar nicht so recht schreiben, da ich hoffte, es würde so vorüber gehen, aber Papa ist seit mehreren Wochen nicht gut u. haben wir Grüneberg zur Behandlung.*«

Der Hausarzt der Familie, Dr. Bernhard Grüneberg, Stabsarzt und Leiter des Lazaretts, das während des Krieges die Hälfte des 1914 eingeweihten Neubaus des Altonaer Kinderkrankenhauses an der Bleickenallee einnahm, sollte später eine wichtige Rolle im Leben meines Vaters spielen.[11]

Die Tatsache, dass Grüneberg »*sich nicht einig ist woher die Schmerzen*« kommen und einen Nervenarzt hinzuzieht, deutet auf die Schwere der Erkrankung. Seine Mutter gibt auch zu, dass sie sich »*aber sehr sorgen tue*«. Ihr Versprechen, noch am selben und an jedem weiteren Tag zu schreiben, deutet in die gleiche Richtung. Im nächsten Brief vom gleichen Tag teilt sie ihrem Sohn »*das Urteil der Ärzte*« mit: »*Sie haben eine Geschwulst an der Wirbelsäule festgestellt, erstere drückt nun auf einen Nerv u. daher die Schmerzen im Bein u. Wade, diese Geschwulst muß nun operativ entfernt werden.*« Weiter schreibt sie, dass »*Grüneberg mir ein Attest ausgeschrieben hat, den du dem Chef vorlegen kannst*«. Fürsorglich fügt sie hinzu: Die beiden Ärzte hätten »*es im Attest schlimmer gemacht, damit du doch eher Urlaub bekommst. (...) Telegraphiere von Berlin deine Ankunft. Papa weiß* es nicht, daß du kommst *und soll es auch nicht wissen, das würde ihn sonst*

10 Von Carl Meißner, erschienen 1917. Wie Untertitel (»Ein deutsches Land«) und Vorwort aussagen, ist es eine deutsch-nationalistische Geschichte, die »zeigt, wie zähe Treue zum deutschen Wesen in vielhundertjähriger Kampfarbeit diesem Lande die deutsche Kultur erhalten hat« (S. 5). Diese ideologische Zielsetzung kann meinem Vater nicht gefallen haben.

11 Vgl. dazu in R. Triebel, Die deutsch-jüdische Arztfamilie Grüneberg und das Altonaer Kinderkrankenhaus, 2018, »Die Entlassung des Sanitätsrates Grüneberg 1933«, S. 54–69.

aufregen. Rege dich nun aber bitte nicht auf, denn sonst sorge ich mich um Dich.« Am 18. Oktober 1916 reagiert der Sohn und schreibt ein letztes Mal an seine beiden »*lieben Eltern*«. Der Brief lässt seine enge Bindung an seinen Eltern nachfühlen:

> *Vor allem wünsche ich Dir, lieber Papa, eine baldige, gründliche Besserung. Und Mama möchte ich bitten, nicht in ihren alten Fehler zu verfallen. So wie Ihr mir schreibt, liegt doch noch kein Grund vor, etwas Ernstliches in dem Übel zu sehen. Es ist gut, daß es mir mitgeteilt wird. Ich hätte das schon längst wissen sollen, wo sich Papa schon seit mehreren Wochen nicht wohl fühlt. Ich muß doch alle Eure Sorgen, auch wenn sie grundlos sind, teilen. Meine erste Bitte ist, daß mir alles genau mitgeteilt wird, wie es sich tatsächlich verhält. Das müßt Ihr mir gleich versprechen. Sonst komme ich aus der Unruhe nicht raus. Ihr braucht nicht zu fürchten, daß ich mich unnötiger Angst und Sorge hingebe. Krankheiten und Unpäßlichkeiten kommen in jedem Alter vor. Und wenn nur zur rechten Zeit aufgepaßt wird und tüchtige Ärzte zu Rate gezogen werden und deren Anordnungen befolgt, so darf man wohl getrost vorwärts blicken.«* Der »*in Eile*« angefügte Schluss deutet in die gleiche Richtung: »*Wenn wir uns auch nicht in leichtsinniger Sorglosigkeit einlullen wollen, wollen wir doch nicht Schlimmes wittern.*

»*Das Schlimme*« kam dann doch schon bald, zwar noch nicht mit dem nächsten Brief der Mutter vom 17. Oktober 1916, er klingt nüchtern, aber die Sorge kann er nicht verdecken. Der angekündigte nächste Brief erübrigte sich offenbar, weil der Sohn inzwischen nach Hause gefahren ist. Als Todestag des Vaters gilt der 20. Oktober 1916. Demnach ist es also sehr schnell gegangen, nachdem er ins Krankenhaus eingeliefert worden war. Ob der Sohn ihn noch lebend angetroffen hat, ist den Briefen nicht zu entnehmen. Nach ihren Briefen zeigt sich die Mutter gefasst und stabil. Traurigkeit klingt verhalten im Brief vom nächsten Tag an: »*Brauchst dich nicht um mich zu sorgen, mein Matschi, mir geht es gut u. bin ich ganz ruhig u. vernünftig, fehlen tut mir Papa, aber dankbar müssen wir sein, daß er so schnell, mit dem schweren Leiden, geendet hat.*« Ähnlich zurückhaltend schreibt die Mutter am 9. November. Darin geht sie zunächst auf die Sorge ihres

Sohnes ein, dass er versetzt werden könnte, und wenn es an die Westfront ginge, wäre es schlimm, auch wenn es mit einer Beförderung verbunden wäre. Dazu setzt sie ihre eigenen Präferenzen: »*Ich wollte wünschen, daß du garnicht befördert würdest, sondern sobald wie möglich zurückkämst, das wäre die beste Lösung.*« Einen Tag später schreibt die Schwester auftragsgemäß: »*Mein lieber, süßer Matschi! Also, ich soll dir alle acht Tage schreiben, wie es uns geht, na, das kann ich ja tun. Es geht uns allen gut, ganz bestimmt.*« In den angefügten Zeilen bestätigt die Mutter die gute Beschreibung ihres Zustands und erzählt, dass beide Kinder ihr »*treu zur Seite stehen, kannst unbesorgt um uns sein*«.

Die Familie hat sich schnell auf die neue Situation in der Wohnung eingestellt. Es war ihr Weg, den Verlust zu verschmerzen. So hat es auch der Sohn aufgenommen und schreibt beruhigt am 14. und 15. November:

> *Ruhig bin ich nun auch über Euch, wie Ihr so vernünftig und zuversichtlich über unsere Lage denkt. Daß Papa uns überall fehlt, ja daß wir ihn stets vermissen werden, kann nicht anders sein und soll es auch nicht. Es wäre Wahnsinn, sich leichtfertig über diesen ungeheuren Verlust hinwegzusetzen. Aber zagen und bange sein wollen wir keinen Augenblick. Das ist eine große Stütze für mich hier in Warschau, daß Ihr ebenso denkt wie ich und daß Ihr mir alle Eure Sorgen, selbst die kleinen und kleinsten stets mitteilen wollt.*

Unvermittelt ist er im anschließenden Satz bei seinem »*Privatstudium*«, das er fleißig zur Vorbereitung des weiteren Medizinstudiums betreibt und zu dem der »Oberveterinär« ihm »*möglichst viel Zeit*« lasse, um zu tun, »*was ich selbst ohne Vorlesungen und Praktika kann*«. Dieses Thema klingt immer wieder in seinen Briefen an, es zeigt, dass sein Blick fest auf das ersehnte Ziel des Friedens und der Fortsetzung des Studiums gerichtet blieb.

Der überraschende Tod des Vaters bescherte dem Sohn auch das Problem, wie er sein Medizinstudium hinfort finanzieren könnte. Aus dem Briefwechsel mit mehreren einflussreichen Personen geht hervor, dass Max sich, »*abgesehen von einer wünschenswerten Hilfe durch Frau Gräfin W.*«, um entsprechende Hilfen bemüht habe. Von den zahlreichen Ratschlägen, u. a. sich als Hauslehrer zu verdingen, blieb das Studium in Berlin neben der Ausbildung an der »militärischen Veterinärakademie« übrig. Es hat sich wohl nur um das Wintersemester 1916/17 gehandelt. Im Brief vom 14. November 1916 geht die Mutter auf die politische Lage ein. Daraus geht deutlich der dringende Wunsch nach Frieden hervor, aber:

> *Nach Frieden sieht es noch garnicht aus, aber es kann ja mal schnell kommen. (...) In den letzten Tagen sind hier wieder unendlich viele eingezogen worden (...) auch der ganze Jahrgang 98er. Wir haben gehört (...), daß Friedensverhandlungen mit Russland sind, aber Russland fordert, daß die Truppen nicht zurückgezogen werden dürfen um gegen Frankreich zu kämpfen, nun wird alles eingezogen, was nur irgend geht, die sollen dann nach Russland, um die Truppen freizubekommen.*

Die Aussicht auf Frieden kam schneller, als die Mutter noch gerade geschrieben hatte. Am 12. Dezember 1916 ergeht eine »*Friedensdeklaration der deutschen Reichsleitung: die USA werden aufgefordert, die Ententemächte zu informieren, daß Deutschland zu Friedensverhandlungen bereit sei.*«[12]

> *Heute ist ein großer Tag*«, schreibt Max. »*Ihr könnt Euch denken, in welcher Erregung und Spannung wir den kommenden Tagen entgegensehen. Ich werde kaum schlafen können. Möchte doch unser Friedensangebot keine verstockten Herzen finden. Ich ahnte ja schon diese ganze Zeit vorher, daß etwas im Gange sei. Alles deutete daraufhin. Nun ist der erste große Schritt zum Frieden getan. Möchte er nicht vergeblich sein. Oh, daß sich doch unsere heißesten Wünsche erfüllen mögen! Ein heller Lichtstrahl durchbricht die dunkle Nacht. Wir wollen hoffen, hoffen, daß der große Friede nun einzieht. Es muß doch dafür der günstigste Augenblick sein, denn sonst würde der Kaiser nicht solch Angebot abgeben; das kann ich mir nicht vorstellen. Es ist uns sofort verlesen worden auf allerhöchsten Befehl.*

Da die Ententemächte ablehnten, erwiesen sich »*die heißesten Wünsche*« meines Vaters als mehr durch brennende Sehnsucht bestimmt denn durch

---

12 Der Große Plötz. 31. Aufl. 1991, S. 843.

politische Einsicht. Immerhin ist in all seinen Briefen und auch in denen der Mutter nie von einem Sieg-Frieden die Rede. Im nächsten Brief des Sohnes vom 16. Dezember 1916 tritt das Friedensthema hinter den eigenen Sorgen um das weitere (Privat-)Studium neben der täglichen Arbeit zurück. Er gibt einen nüchternen Einblick in seine schwankende Seelenlage:

> *Das Vorwärtskommen in meinem Studium ist doch recht schwer. Was ich von Erfolg geredet habe, ist bis jetzt noch nicht allzu viel. (Ich stellte ja auch sehr hohe Anforderungen). Ich werde auch von allem, was die Menschheit angeht, so sehr erregt und gepackt, daß ich bald hier und bald da an der Arbeit bin. Habe ich einen Tag in heilloser …* (unleserlich) *verbracht, so krieg ich abends im Bett eine Wut über mich, daß ich mich durchprügeln könnte. Ich muß mich stets im Zaume halten, um erst mal auf ein Ziel loszusteuern.«* In einem späteren Absatz stellt er noch einmal richtig: »*Ich meinte vorhin mit dem Fortkommen in meinem Studium nur, daß es hier damit langsam ginge, wo man noch so viel anderes zu tun hat, und wo einem doch die praktische Anschauung fehlt. Wie sehne ich mich nach Freiheit!*

Der Fortgang der Ereignisse in Europa dürfte sein Hoffen auf eine schwere Probe gestellt haben. Aber die weiteren Briefe aus den folgenden zwei Jahren bis zum Ende des Krieges zeigen ihn zwar bedrückt, aber nie hoffnungslos. In einem Zusatz zum Geburtstagsbrief des jüngeren Bruders Otto an den Älteren vom 16. Juli 1917 beschreibt ihre Mutter die derzeitige Stimmung im Volk mit einem treffenden Bild:

> *Das war nun gestern wieder ein verregneter Sonntag, es ist, als ob ein Verhängnis über der Menschheit waltete. Am Anfang des Krieges war die liebe Sonne so neugierig u. schien sie immerzu u. jetzt scheint sie von all dem Grausigen u. Entsetzlichem genug zu haben, sodaß sie gar nicht mehr hervor kommt.*

Dieser Zusatz hebt sich für heutige Leser wohltuend ab von den kriegerischen Tönen des Bruders Otto: Von Siegeszuversicht, wenigstens zu See, angesichts einer Bilanz der englischen Verluste an Tonnage, schließt er mit dem »*Glauben: Wir können der nächsten Seeschlacht* (auf die er sich freut, wie er kurz zuvor schrieb) *ruhig entgegensehen. Die deutsche Flotte wird's schon schaffen.*«

Ganz anders klingt der Geburtstagsbrief des Bruders ein Jahr 1918 später: Er kommt aus Chemnitz, wo er sein ingenieurwissenschaftliches Studium aufgenommen hatte, dieses inzwischen aber durch seine Einberufung zu »Preußens« erheblich einschränken musste. Sein Brief gibt einen vielsagenden Einblick in seine Verzweiflung über die politische Lage er wird auch Max und ihrer Mutter aus dem Herzen gesprochen sein:

> *Überhaupt habe ich zur deutschen Politik jedes Vertrauen verloren. Eine Eselei nach der anderen beweist, welche unwürdige Politik uns leitet oder nicht leitet, sondern ziel- und glanzlos im Dunkeln tappt. Es ist ein Jammer, daß die vielen politischen Lücken durch teures Blut ausgeglichen werden müssen. Auch sonst scheint mir unser ganzes Wirtschaftswesen so verfahren, wie nur möglich. Durch den ewigen Blödsinn hab ich jedes Interesse an Politik verloren. Hoffentlich steuern wir unser liebes Vaterlandsschiff doch noch richtig in einen friedlichen Hafen.*

Das letzte Kriegsjahr 1918

Der seit Beginn des Jahres 1918 intensivierte Briefwechsel zwischen den Brüdern ergänzt das Bild vom Gang der Ereignisse in diesem geschichtsträchtigen Jahr und ihrem Erleben desselben. Aus den Briefen geht hervor, dass beide Brüder viel lesen und sich über ihre Lektüre intensiv austauschen: »*Um auf meinen letzten Brief (Faust) zu antworten, wird es dir wohl an Zeit fehlen. Das ist auch nicht so schlimm, wenn du darauf nicht eingehst, denn ich muß selbst noch viel mehr damit ins reine kommen. Also überanstrenge dich nicht. Aber Kopf hoch!*« (Bruder Otto). Im Brief vom 7. Mai erzählt Otto äußerst lebendig noch ganz unter dem Eindruck von der Aufführung des »Faust«, die er in Chemnitz erlebt hatte:

> *Aus meinem letzten Brief wirst Du ersehen haben, daß ich ein Schlemmer geworden bin. Also ne Karte für den 2. Rang Seite (2 M) habe ich*

nach zweistündigem Warten erwischt. (…) So trat das große Meisterwerk auf einmal an mich heran in seiner ganzen Gewalt. Es hat mich mächtig getroffen und ich hab noch viel dran zu verarbeiten. Die Fülle der Gedanken ist zu groß, um sie gleich auseinander ziehen und zergliedern zu können. Als der Vorhang fiel und der gewaltige Kampf zwischen Gretchen, Faust und Mephisto zu solchem entsetzlichen Ende geführt hatte, da konnte ich das Gefühl nicht los werden. So kann dies das Ende nicht sein. Der II. Teil fehlte (…). Schade, daß wir uns Ostern nicht drüber aussprechen konnten.

Am 29. Mai 1918 erfährt Otto, dass er am 4. Juni ins Bezirkskommando Chemnitz einbestellt sei. Im Brief vom 14. Juni gibt er ein düsteres Bild von seinem Kommissleben:

In den 14 Tagen hab ich den Komiß schon dick. Das hab ich gleich gehabt. Aber ich halt meinen Mund und (…) beiß die Zähne zusammen.« Am nächsten Tag fährt er fort: *»Ich will dir nun kein groß Lamento vormachen. Du kennst ja auch den Komiß. Ich halte schon stand gegen alles Gezwiebel. Es würde mir ein wirklich scharfer Dienst eine Lust sein. Die erste Zeit habe ich sehr unter der Gemeinheit der Kameraden gelitten. Es krempelte sich das Herz im Leibe um, wenn diese Kerls ihre Witze rissen und das, was uns das Heiligste ist, in den Dreck zogen. Und die Vorgesetzten, die Unteroff. gehen ja nur mit gutem Beispiel voran.*

Dann wird er noch deutlicher, fasst zugleich seine neuen Erfahrungen mit »*unserem Volk*« zusammen und sucht Zuflucht in einer ungebrochenen Zukunftsgewissheit:

Doch auch die Zeit des Ekels muß vergehen. Ich habe unser Volk kennen gelernt erst jetzt. Aber ich liebe es trotz alledem noch. Mag heute das Unkraut wuchern, wie es will, ich glaube an den großen Morgen, an die heilige Stunde, und wir wollen mithelfen, daß es dahin kommt. Uns führt ein fester Weg, von dem wir nicht abweichen können, hin zu einem fernen erhabenen Ziel. Mag der Weg krumm und lastend sein, wir müssen alle Mühnisse ertragen und uns unsern eigensten Sinn er-

halten. Lachend wollen wir den steinigsten Weg gehen. Wir sehen ja durch alle Finsternis das helle Licht einer großen Zukunft vor uns.

Die Briefe des älteren Bruders Max klingen nüchterner, aber den zuversichtlichen, sich selbst und seinen Nächsten Mut machenden Grundtenor teilen sie. Er verweist auf die feste Verwurzelung beider Brüder im kulturellen Erbe, das sie dem Elternhaus und auch der Schule verdanken. Wenn religiöse Töne anklingen, sind sie frei von kirchlicher Bindung.

Im Juli haben zwei Erkrankungen Bruder Otto aus der Bahn geworfen. Am 9. Juli schreibt er, »*daß ich mich am Dienstag mal ins Lazarett gezerrt habe. Ich hatte mir irgendwo Diphtherie aufgesackt, war aber schon nach 2 Tagen wieder bedeutend besser. Dann kriegte ich am Donnerstag die famose spanische Krankheit, die aber nur leicht ist.*« Nach kurzer ärztlicher Behandlung »(…) *geht's mir wieder sehr gut.* (…) *Ich werde hier gut verpflegt, sehr anständig behandelt und von einer* Ärztin (im Original unterstrichen) *gründlich untersucht*«. Zur Beruhigung seines medizinisch vorgebildeten Bruders teilt er ihm die Fieber- und Pulsdaten der letzten Tage mit. Die Beruhigung mag verständlich sein, denn die Diagnose »Diphtherie« dürfte in ihrer Familie ungute Erinnerungen an die daran früh gestorbene Schwester Elisabeth ausgelöst haben. Beruhigend klingt auch sein Resümee:

Ich fühle mich auch nicht im geringsten krank nur noch etwas schlapp, wohl von der span. (Grippe) *und der Faulheit, die ich hier allerdings unfreiwillig entwickle. Wenn ich nur nicht sorgte, daß diese Zeit vom Krieg abgeht, würde sie mir wahrlich leid tun. Aber so sag ich mir, futsch ist die Zeit so oder so. Mir ist in solchen Fällen schnubbe, was der Komiß mit mir macht, wenn er mich wieder nach Friedens(schluss) gesund und heil bei Muttern landen läßt und das muß er doch wohl.*

Die sich überstürzenden Ereignisse im Oktober und November 1918 spiegeln die erhaltenen Briefe seiner Mutter und ihrer beiden Söhne wider. Sie reichen bis Ende November und geben ein lebendiges Bild vom Ergehen der Mutter und Schwester zu Hause, des Bruders Otto von seinem Einsatz in Belgien, seiner glücklichen Rückkehr über Umwege nach Ottensen und von Max in Warschau, Riga, Mitau und Walk. Gegenseitige Sorge und

Ermahnungen zu Geduld und Zuversicht durchziehen die Briefe. Breiten Raum nehmen aber auch bemerkenswerte politische Äußerungen ein, die auf gute Informationen schließen lassen. Bis Mitte November las Max die liberale »Vossische Zeitung«, dazu hat die Mutter ihm hin und wieder das »Hamburger Fremdenblatt« geschickt, damit er sich vorstellen könne, wie es in Altona aussähe. Immer wieder schreibt die Mutter von der Hoffnung auf baldigen Waffenstillstand und Frieden, so auch am 16. Oktober:

> *Die Geschichte zieht sich doch mächtig in die Länge, es wird doch noch eine geraume Weile dauern (...). In welcher Gemütsverfassung muß sich der Kaiser befinden? Allgemein wird angenommen, daß er wird gehen müssen.*

Von Bedauern keine Spur. Am 30. Oktober 1918 klingt es ähnlich, erweitert um die Klage über das Versagen der miteinander verbündeten Feinde:

> *Papa schalt ja schon immer auf diese Hottentotten. Es ist ja bedauerlich, daß die Engländer jetzt doch ihren Willen bekommen, daß sie Deutschland mürbe gemacht haben, aber uns soll es gleich sein, wenn wir nur Frieden bekommen.*

Von Brief zu Brief steigert sich die Ungewissheit über den Fortgang der Ereignisse: »*Mein Max*«, schreibt die Mutter am 1. November, »*was durchleben wir augenblicklich für Zeiten. Ein Ereignis jagt das Andere, man kommt kaum zum Verschnaufen. Abends erwartet man mit Ungeduld die Zeitung (...). Man muß auf Alles gefaßt sein. Aber wollte ich dich nun, mein Max, inständigst bitten, Dich nicht um uns zu sorgen, falls es in Deutschland zur Revolution kommen sollte. Sieh mal. Wir wohnen hier ganz außer Schuß.*« In einer Nebenbemerkung benennt die Mutter die widersprüchlichen Gedanken, die der Ausgang des Krieges in ihr auslöst: »*Mir tut es zu leid, daß die Feinde diesen Triumph über Deutschland haben, aber wiederum hätte Deutschland gesiegt, so wäre der Militarismus am Ruder geblieben.*«

So wurde im Hause Schmidt politisch gedacht: gemäßigter Patriotismus, gepaart mit Abscheu gegen den deutschen Militarismus; dieser wurde als Wurzel des ganzen Elends angesehen, das der Krieg mit sich gebracht hatte.

Am 22. Oktober war Otto mit seiner Truppe von Altona aufgebrochen, war drei Tage auf der Bahn und landete am 25. schließlich in Gosselies, einer Bergbaukleinstadt nördlich von Charleroi. In den acht Tagen seit seiner Ankunft dort ist Einschneidendes passiert; auf einer Feldpostkarte an seinen Bruder Max vom 4. November, verfasst zwischen Aachen und Köln, heißt es:

> *Du wirst Dich wundern, daß ich schon wieder in Deutschland bin. Das kommt so, da unser Depot von Gosselies zurück verlegt wurde, mußten wir 5-6 Tage tippeln (...). Auf dem Marsch verstauchte ich mir den Fuß und kam ins Lazarett Namur. Da war alles überfüllt und so gings nach Aschersleben; da die Fußgeschwulst aber schnell zurückgeht, werde ich schon dieser Tage entlassen. Es ist heute schon der 9.11. Ich konnte die Karte vom Transport nicht abschicken.*

Ottos Fußverletzung und ihre Wirkung erinnern sofort an das gleiche Erleiden seines Bruders zur gleichen Jahreszeit vier Jahre zuvor. Beider Fußverletzungen haben sie jeweils vor dem Fronteinsatz bewahrt, Max auf dem Marsch hin zur Front, Otto auf dem Rückzug. Vor welchem weiteren Schicksal sie dadurch jeweils bewahrt wurden, lässt sich leicht ausmalen.

In der Zwischenzeit waren dramatische Ereignisse eingetreten: die Abdankung des Kaisers, durch den seit 3. Oktober als Reichskanzler amtierenden Prinz Max von Baden veröffentlicht, aber erst am 28. November vom Kaiser unterschrieben, das Ende des Kaiserreiches, die Revolution bzw. Ausrufung der Republik am 9. November, und am 11. November Abschluss des Waffenstillstands.[13] In den aus dieser Zeit erhaltenen Briefen zwischen Mutter und Söhnen bilden die angedeuteten Ereignisse den beherrschenden Hintergrund; die Briefe beleuchten mehr das persönliche und örtliche Geschehen, geben vor allem bewegenden Eindruck von ihren politischen Gedanken und Gefühlen der Schreiber. Am 2. November äußert Max ausführlich seine politische Sicht, für die er sich täglich mit den vorhandenen Zeitungen versorgt, sorgfältig analysiert er die Entwicklung und beurteilt sie differenziert.

Zunächst aber kann er »*nur immer wiederholen, daß es mir ganz aus-*

13 Vgl. Der Große Plötz, 31. Aufl. 1991, S. 848/9.

> *gezeichnet geht. Ebenso gut ist meine Stimmung. Trotz mancher Wirren, die uns noch bevorstehen mögen, sehe ich getrost dem Kommenden entgegen. In dem alten …* (unleserlich) *wird auf keinen Fall der Krieg fortgehen. Ich hoffe zudem, daß unsere jetzige Regierung die Waffenstillstandsbedingungen annimmt, und auch, daß die Feinde den Bogen nicht überspannen werden. Österreich ist gewesen. Ich halte diese Wendung der Dinge für ganz gut. Denn dies unglückliche und unnatürliche Gebilde konnte nicht weiter bestehen. Ich hoffe auf den Umbruch einer besseren Zeit und glaube, daß ihre Geburtsstunde gekommen ist.*

Im gleichen Brief beantwortet er auch die Frage der Mutter nach der damals in Europa sich ausbreitenden Grippe: »*Die Grippe herrscht auch hier. Der Chef und Schwester haben sehr schwer daniedergelegen.*« Die alsbald so bezeichnete »*Spanische Grippe*« war also auch in Livland und in der Familie von Max ein Thema. Am 3. November kann die Schwester Gretchen ihrem »*lieben Matschi*« positive Nachricht schicken: »*Die Grippe ist hier im Sinken. Am 6. November beginnen wieder die Schulen, die während der Epidemie geschlossen waren.*« Den Fortgang der Ereignisse und deren Wahrnehmung spiegelt Max' Brief vom 5. November 1918. Er hofft,

> *daß wir nun kurz vor Einstellung der Waffenhandlungen stehen. Ein Weiterkämpfen ist doch zu aussichtslos für uns. Unsere ganze Politik ist zusammengebrochen. Wir müssen uns in die Lage finden. Wenn auch der Friede längst nicht so aussehen wird, wie wir uns das einst gewünscht haben, so wird er doch auch nicht die Zukunft Deutschlands vernichten. Der Keim zur Entwicklung wird nicht zertreten werden können. Behalten wir trotz hoher Verluste von Gut und Land unsere Arme frei, bleiben uns forthin schwere innere Kämpfe erspart, so ist uns und damit auch ganz Europa geholfen. Das viele Blut ist nicht umsonst geflossen. Es ist sogar ein Sieg, daß wir nicht von der ungeheuren Übermacht unserer Feinde, von all den losgelassenen Leidenschaften der Rache und des Hasses sowohl von außen wie von innen heraus zermalmt sind. Da sollen wir also getrost sein, wenn wir jetzt den Frieden, selbst einen faulen Frieden, erhalten. Wir werden alle Völker aufnehmen, wenn das gräßliche Morden vorbei ist.*

Beeindruckend sind die Weitsicht, die europäische Perspektive, die selbstkritische Haltung und die Zukunftshoffnung.

Am 5. November geht die Mutter auf den Matrosenaufstand in Kiel ein und spricht ihr Verständnis und ihre Freude darüber offen aus:

> *Kann man es den Leuten verdenken? Was die Offiziere sich wohl ärgern, ja, die Erbitterung hat der Militarismus verschuldet (…). Nun, ich habe heute Morgen meine helle Freude, daß es in Kiel so gekommen ist. Wir wollen nur hoffen, daß es sich Alles ruhig vollzieht, sonst kann es bös werden. Hier in der Kaserne soll auch keine feste Disziplin mehr sein, es gärt überall. Aber ich glaube, die leitenden Führer der Sozialdemokraten werden alles aufbieten, daß Ruhe bleibt.*« Am nächsten Tag ergänzt sie ihre Aussagen: »*Nun sind die Matrosen* (von Kiel) *auch nach hier gekommen.*

Im Brief vom 7. November vergewissert sich Max der gegenseitigen Sorge und Beruhigung: »Über die Politik will ich nicht viel schreiben«. Seine größten Sorgen kann er aber nicht zurückhalten, er steigert sich sogar in eine euphorische Zukunftshoffnung hinein, nachdem er sein Unverständnis und seinen »*furchtbaren Ärger*« über alle Rückwärtsgewandten und Verblendeten losgeworden ist. Sein Abscheu gegen die politischen Extreme auf der Rechten wie auf der Linken ist unüberhörbar.

> *Unsere innere Lage droht schwierig zu werden. In Kiel ist schon Blut geflossen. Das ist furchtbar. Behüten uns alle guten Geister vor dem Bolschewismus! Daß sich die breiten Massen doch blos nicht von Erbitterungs- und Großgehabe und von blutdürstiger Revolutionspropaganda hinreißen lassen. Man kann doch hoffen, daß die Waffenstillstandsverhandlungen bald abgeschlossen werden, daß der Friede zwar bitter hart, aber kein Knechtsfriede wird. Er muß unter allen Umständen so schnell wie möglich herbeigeführt werden. Sonst wird es immer krauser innen wie außen. Ich glaube und hoffe, so denkt auch die jetzige Regierung. Leute, die einen Abbruch der Beziehungen zu Wilson wünschen, die einer Fortführung des Krieges das Wort reden, die die Ehre Deutschlands als befleckt darstellen möchten, sind ebenso*

kurzsichtig und von toten Dogmen besessen wie die kommunistischen Demagogen. Ich kann mich furchtbar über das Appellieren an mittelalterliche Ehrbegriffe ärgern (...). Der Heroismus hat sein stolzes Siegel unserm Volk auf die Stirn gedrückt. Einer hundertfachen Übermacht muß schließlich auch der Tapferste weichen. Und nun zeugt es von unsrer Größe, wenn wir auch unter schweren Umständen an den Aufbau einer besseren Welt gehen, als wenn wir uns in immer (neue) Verzweiflungskämpfe stürzen. Ich hoffe weiter. Ich halte trotz allem, was gegen meine heiße, sehnsüchtigste Hoffnung noch so grell schreit, ich halte weiter meinen Glauben an eine bessere Zukunft der Menschheit hoch, an die Zeit, wo aus all dem kostbaren Blut, das in dampfenden Strömen dahingeflossen ist, der Geist der Liebe erstehen wird, wo Haß und Neid sich verkriechen müssen. Alle, die Kraft haben, auf Haß und Rache zu verzichten, sollen Sieger sein! Das soll und muß der Segen für die gebrachten Opfer werden, dann hat kein Volk seine Besten umsonst dargebracht. Möge doch nun endlich der Augenblick da sein, wo diese heiß ersehnte Zeit sich erfüllt!« Nach einem langen Gedankenstrich ist mein Vater wieder in der Gegenwart angekommen und sieht »*mit großer Spannung dem Ergebnis der Kongreßwahlen in Amerika entgegen.*

Neben solchen klaren und weitsichtigen Gedanken enthalten seine Briefe stets auch Ankündigungen von Lebensmittelsendungen. Die Versorgungslage war also in Walk nach wie vor so gut, dass er abgeben könne, ohne sich selbst etwas vom Munde absparen zu müssen, wie er mehrfach versichert. Die Briefe folgen dicht aufeinander. Am 8. November »*hörten wir, daß Waffenstillstand an allen Fronten sein soll, aber ich glaube noch nicht recht daran*«. Von da an geht die Post nicht mehr regelmäßig. Von Warschau wird sie per Boten nach Berlin gebracht; aber auch von dort ist der Bahnverkehr nach Hamburg unsicher. Am 11. November zeichnet die Schwester ein köstliches Bild von der Ruhe zu Hause und von den Soldaten, die wie sonst zum Dienst gingen.

Nur ist längst nicht mehr die Disziplin wie sonst. Marschieren die Soldaten in Reih' u. Glied, so hippelt u. hoppelt jeder wie er will. Mit den Händen in den Hosentaschen usw. Auch gehen sie in der Stadt mit gro-

ßen roten Schleifen u. Blumen spazieren. Von Grüßen der Offiziere ist gar keine Rede mehr, na, das gibt noch mal ein Erzählen!

In den letzten Briefen der Mutter von Mitte November überwiegen beruhigende Nachrichten.

Im Großen und Ganzen herrscht hier große Zuversicht u. ist man der Meinung, daß dies die beste Lösung noch ist. (…) Man merkt hier nichts mehr von der Umwälzung, gestern ist auch in Hamburg auf dem Rathaus die rote Flagge gehißt u. Hamburg hat aufgehört freie Hansestadt zu sein, das mag manchen Hamburgern nahe gegangen sein.

In den folgenden Briefen kehren die gleichen Gedanken wieder, im Brief des Sohnes Max vom 11. November besonders die Sorge um die Ernährung und die Folgen. Trotz seiner ungebrochenen Zuversicht, dass Zustände wie in Russland vermieden werden könnten, hält er es für

wahrscheinlicher, daß wir noch blaue Wunder erleben. (…) Eine große Sorge drückt mich. Ich fürchte, wenn die Nahrungsmittelversorgung versagt, und das ist wahrscheinlich, so werdet ihr nichts zu essen haben. Aber Muttchen du wirst auch da Rat finden. Schone nicht das Geld (…) es wird wieder zu verdienen sein und wenn auch mit Arbeit der Hände. Ich bin auf alles gefaßt und sehe sehr mutig vorwärts. Nur nicht verzagen, nur nicht die Besonnenheit verlieren! Auch Gretchen muß nicht ängstlich werden.

Am 12. November teilt ihm die Mutter die Rückkehr seines Bruders Otto mit:

Gestern schrieb ich dir: Heute Mittag kam unser Ottchen nun an, er ist von Aschersleben aus dem Lazarett nach Altona entlassen. Sein Fuß ist noch etwas geschwollen, sonst geht es ihm ganz gut. Morgen will er sich bei dem Soldatenrat melden, mal sehen wie die dann über ihn bestimmen. Otto sagt auch, es hat so kommen müssen, die Erbitterung ist zu groß geworden, auch Otto mit seinen Kameraden ist schweinemäßig unter-

wegs … (unleserlich) *Als Otto in Belgien angekommen ist, da ist ihm, die Sache schon schwül vorgekommen. Er freut sich, daß er jetzt hier ist.*

Otto fügt hinzu: »*Aus Altona sende ich dir die herzlichsten Grüsse. Dann man auf bald, aber nicht übereilt und ohne Achselklappen!!*« (also entmilitarisiert*)*«, und ergänzt zum Schluss: »Égalité, fraternité, liberté. O welch Traum.« Am 14. November schreibt Max nach Hause:

Ich hoffe so heiß, die Freiheit wird Segen bringen! Herrgott, umsonst kann doch nicht all das Leid gewesen sein, all die Opfer gebracht. Geschlossen muß sich unser Volk auf Leben und Tod hinter die neue Regierung stellen. Zu einem Mann blicke ich voll Bewunderung auf. Das ist Hindenburg. Was muß in seinem Innern vorgegangen sind. Seine ganze Arbeit scheint … (unleserlich)*, sein Lebensideal vom Volk niedergerissen. Und trotzdem wirft er die Flinte nicht ins Korn. Er bleibt, er ordnet sich der Volksregierung unter* (…). *Von dem Kaiser laß mich schweigen.*

Aus heutiger Sicht erschreckt die Würdigung Hindenburgs; sie ist aus der persönlichen Lage meines Vaters und als sein damaliges politisches Urteil zu lesen, d. h. im Zusammenhang seiner zugehörigen Äußerungen. Damals sah er in Hindenburg einen militärischen Garanten für die Durchsetzung seiner politischen Hoffnungen. Dessen Befürwortung des Waffenstillstandsgesuchs und der Abdankung des Kaisers[14] lassen sein Urteil nachvollziehen, und dass er »*sich der Volksregierung unterordnet*«. Schon bald, nachdem Hindenburg »*vor dem Untersuchungsausschuss der Weimarer Nationalversammlung erstmals die Dolchstoßlegende formuliert*« hatte,[15] wird er anders geurteilt haben.

Der glücklich heimgekehrte Bruder Otto breitet in einem langen Brief vom 21. November an seinen immer noch im Osten festsitzenden Bruder Max seine Sicht der Dinge aus: »*Dir ein genaues Bild von Deutschland zu geben, ist mir unmöglich, doch glaube ich, daß sich die ganze Revolution von außen weit schlimmer ansieht, als dies tatsächlich der Fall ist.*« Nach detaillierten Angaben resümiert er humorvoll und mit deutlich anklingender Distanz zu

14 I. Geiss, Geschichte griffbereit, Bd. 2, 2002, S. 448.
15 Ebd.

»*unserem kaiserlichen Herrn*«: »*Wenn wir auch nicht an die Vorräte unseres ›kaiserlichen Herrn‹ klingeln können, so können wir doch ruhigen Gewissens in die Zukunft sehen.*« Am 20. November 1918 schreibt Max zum ersten Mal vom bevorstehenden Abtransport. »*Wenn auch die Sache möglichst schnell und bald vor sich gehen soll, so hat es doch in größter und … (unleserlich) Ordnung zu geschehen, um etwaigen Feindseligkeiten der Bevölkerung (diese Gefahr ist aber nur sehr klein) zu begegnen oder sie zu verhindern.*« Den Beginn des Abtransportes vermutet er in rund vier bis sechs Wochen. »*Ich persönlich rechne damit, daß wir nach der Weihnachtszeit abrücken werden. Das Wichtigste ist Ordnung halten und Verproviantierung sichern. Ob wir nun ein paar Wochen früher oder später daheim ankommen, darauf kommt es nach diesen vier Jahren fern der Heimat nicht an.*« Von den nächsten Schritten der neuen Regierung hat er klare Vorstellungen, nach Ordnung und Versorgung rechnet er die Einberufung der Nationalversammlung dazu. Darum mahnt er immer wieder Ruhe und Ordnung an und fügt hinzu: »*Wie sehr auch unsere Sehnsucht nach der Heimat brennt; danach: nach dem lieben, fernen Deutschland hin, steht nun unser aller Sinn.*«

Wie leicht die politische Entwicklung und die Stimmung sich änderten, zeigen die letzten beiden Briefe aus Walk. Entscheidend dafür ist die Nachrichtenlage. Im Brief vom 23. November 1918 vermisst er seine Vossische Zeitung, die er sonst erhalten hat. Dann heißt es:

> *Die Nachrichten aus der Heimat sind zum Teil beruhigend zum Teil besorgniserregend. So fürchte ich, daß der linke Flügel der Unabhängigen* (Sozialdemokraten) *und die Spartakusgruppe das Zustandekommen der Nationalversammlung vereiteln ebenso wie das seiner Zeit von den Bolschewiki in Rußland gemacht wurde. Manche der hiesigen Einwohner, die sagen, es ist genau der selbe Vorgang in Deutschland wie in Rußland, sind überzeugt davon. Doch diese kennen ja auch nicht unsere Verhältnisse. Unser Volk wird doch selbst in der breiten Masse nicht so urteilslos sein wie das russische, zumal es doch das abschreckende Beispiel gesehen hat und noch sieht. Immerhin ist unser Volk todmüde* (…). *Ist erst die Nationalversammlung zusammengetreten, dann hat die echte Demokratie gesiegt und ein edler Sozialismus wird bei uns seinen Einzug halten. Ein schöner Traum wird dann Wirklichkeit!*

Der letzte, kurze Brief aus Walk vom 30. November vermeldet den Abtransport der Hälfte der Leute und des ganzen Laboratoriumsinventars nach Riga und fügt an: »*Mit dem Rest fahre ich vielleicht schon heute abend ab. Ich habe viel um die Ohren* (...). *Es geht mir gut und alles ist in Ordnung. Seid also unbesorgt.*« In den abschließenden Gruß ist jetzt auch Otto wieder einbezogen.

Die Angaben dieses letzten Briefes aus Walk bestätigt eine Freundin in einem Brief vom 2. Dezember an eine Vertraute in Riga: Sie legt ihr den »*lieben, netten Menschen*« Max Schmidt ans Herz mit der Bitte, ihn »*vielleicht bei Euch für eine kurze Zeit unterzubringen, falls er in Riga bleiben sollte*«. Er war dann aber auf dem Weg nach Berlin, was sich auf den Zeitraum zwischen dem 2. bis 10. Dezember datieren lässt. Am 10. Dezember nämlich schreibt die Freundin aus Walk von furchtbaren Zuständen, die sie auf der Fahrt von Dorpat nach Walk erlebt habe. Im Blick darauf heißt: »*Wie gut, daß Sie schon früher abreisten.*« Das klingt, als wäre das schon etwas länger her, also bald nach dem 2. Dezember

> *Es war eine furchtbare Fahrt* (von Dorpat nach Riga). (...) *Schrecklich besetzt. Alles flieht nach Riga* (...). *Die Bolschewiken sind bald da. Es ist beängstigend. Wie wird das alles enden. Ob man am Leben bleibt weiss Gott. Auf alles muß man gefaßt sein. Es gibt wie man sieht keine Macht gegen diese Räuberbanden. Man hört schauderhafte Dinge die geschehen sind.* (...) *Die deutschen Truppen verlassen in Eile das Land. Und die Engländer denken uns nicht zu helfen. Also wieder preisgegeben!*

Wieder einmal hat mein Vater Glück gehabt, dass es ihn nicht noch am Ende des bis dahin heil überstandenen Krieges erwischt hat. In einem Brief vom 27. Dezember 1918 an Bekannte seiner Wirtsleute Lieven in Walk, bei denen er von April bis Anfang Dezember gewohnt hatte, beklagt er den verlorenen Kontakt zu diesen und äußert seine große Sorge um deren Schicksal. »*Die Zeitung bringt nun recht besorgniserregende Nachrichten gerade aus Walk. So soll es nach einer Notiz von den Bolschewisten genommen sein.*« Außer diesen persönlichen Briefen gibt es ein Schreiben an den »*deutschen Studentendienst*«, der damaligen Vertretung der deutschen Studenten, vom 25. November. Es zeigt seine engagierte Beurteilung der Lage speziell der Studenten und seine Überzeugung, dass nur »*die Geistigen*« und ihr »*Zu-*

sammenschluß« die Zukunft meistern könnten. Darum beschwor er die Adressaten, *»trotz aller Postschwierigkeiten weiterhin die Verbindung unter den Akademikern zu erhalten«*. Angesichts der *»drohenden völligen Abgetrenntheit Gleichstrebender, mit gleicher Sehnsucht Erfüllter«* hielt er

> *Zusammenschluß für dringender not als je, jetzt für die Gegenwart wie für all das noch Kommende. Mit mir mögen viele junge Allein-stehende in Gefahr sein, zu verkümmern, nicht aus Charakterschwäche sondern weil ihr Fiebern und Sehnen nach den Brüdern sie krank macht. Wir sind lang, zu lang einsam gewesen. Ruft zum Sammeln der ›Geistigen‹ auf, der Führer, die schon mit Wort und Schrift kämpfen und auch der Stillen im Lande, die schweigen aber mit brennenden Augen spähten und mit brausenden Ohren lauschten; ruft zum engen Zusammenschluß all derer, die von allein wissen, wer gemeint ist, wenn der Ruf erschallt!*

So emphatisch und so deutlich äußerte sich Max in persönlichen Briefen nicht. Die zugespitzte Lage und die Adressaten erklären den leidenschaftlichen Ton und die politische Stoßkraft des Briefes. Am 28. Dezember 1918 teilt er dem »Sekretariat der Universität Berlin« mit, dass er, *»aus dem Felde zurückgekehrt«*, beabsichtige, *»an den Hamburgischen Universitätskursen teilzunehmen«*. Er bittet um Aufklärung *»meiner* (Berliner) *Universität«* über die Möglichkeiten, solche Kurse in Hamburg anrechnen zu lassen.

Nach Kriegsende wurde mein Vater wie etliche andere seines Jahrgangs als ›»A« = Freiwilliger‹ verpflichtet. Am 28. März 1919 ergeht von der »5. Komp. Frewaka« an ihn folgendes Schreiben:

> *Im Fall eines Alarms wollen Sie sich bitte auf der Schreibstube der 5. Komp. Block III. Z. 33 melden. Der Alarm erfolgt entweder schriftlich, telef. oder durch Flieger, der über der Stadt M. G. Schüsse abfeuert. Dieses Schreiben ist als Ausweis mitzubringen. Die Komp. bittet um Mitteilung welche Art der Alarmierung für Sie die sicherste und schnellste ist.* Unterschrieben von *Stahl Leutn. u. Komp.Führer.*

Ein weiteres Schreiben von der gleichen Kompanieführung erging vom 7. Mai 1919:

Zwecks weiterer Feststellung, auf wen die Kompanie im Falle eines Alarms rechnen kann, wird um Mitteilung gebeten, ob Sie weiterhin als ›Alarm-Freiwilliger‹ notiert bleiben wollen. (...) Beiliegender Verpflichtungsschein wird ausgefüllt und unterschrieben ... (unleserlich) *mit der Angabe, ob Sie bei der Kraftfahzeugsstelle oder als ›Internist‹ verwendet werden wollen. – Die hier empfangenen Bekleidungsstücke wollen Sie auf jeden Fall innerhalb von 8 Tagen nach Empfang dieser Zuschrift hier abliefern.*

Am Rand »bescheinigt« der zuständige Vertreter der 5. Kompanie, *»von Herrn Max Schmidt 1 Brotbeutel u. 1 Koppel mit Mag(azin) empfangen zu haben«.*

Dass mein Vater beim zweiten Mal abgesagt hat, wird mit dem Beginn seines Medizinstudiums oder entsprechender Vorbereitungen zusammenhängen.

In einem eigenen Resümee seiner Erfahrungen aus vier Kriegsjahren würde mein Vater zuerst von *Gnade* sprechen; sie habe ihn vor dem Furchtbaren bewahrt, das seine Schulkameraden erleiden mussten und das nur ein Viertel von ihnen überlebt hat. Immer wieder betonte er, wie gut er es gehabt habe und wie er deshalb Gewissensnöte ausgestanden habe. Einen schweren Schlag versetzte ihm der unerwartet rasche Tod seines Vaters. In engem Austausch haben die Mutter und ihre Kinder über die räumliche Entfernung hinweg diese Zeit bestanden. Sein politisches Urteil, zu dem er im Lauf der Krieges kam, beeindruckt: die Verurteilung des *»Militarismus«* als Hauptursache des Krieges,[16] die Kritik am Kaiser – *»de Mann snackt uns noch an Rad un Fatt«*, diesen Ausspruch seines Großvaters Schmidt zitierte er oft –, die Anerkennung der selbstverschuldeten Niederlage und die Hoffnung auf *»die echte Demokratie und einen edlen Sozialismus«*. Hin und hergerissen haben ihn die Verarbeitung der politischen Nachrichten, die dienstlichen Pflichten, die ihn unterschiedlich beanspruchten, und das *»private Studium«* (Vorbereitung auf das Medizinstudium) zwischendurch. Durch alle Höhen und Tiefen dieser Jahre ist er, stets eng mit seiner Familie verbunden, trotz Stimmungsschwankungen seinen Weg gerade und aufrecht gegangen.

16 Später stimmte er der These F. Fischers vom »Griff nach der Weltmacht« (1961) ebenso zu wie der George F. Kennan zugeschriebenen Rede von der »Urkatastrophe des 20. Jahrhunderts«.

Studium und Heirat 1919–1923

Medizinstudium

Wann mein Vater sich für das Medizinstudium entschieden hat, weiß ich nicht; ich vermute schon früh. Im Briefwechsel zwischen Eltern und Sohn während des Ersten Weltkriegs wird diese Studienwahl als bekannt vorausgesetzt. Anstöße dazu dürften die Krankheitserfahrungen in seiner Kindheit gegeben haben, vermutlich auch der Eindruck, den der Hausarzt der Familie und sein späterer Lehrer und Chef Sanitätsrat Dr. Grüneberg auf ihn gemacht hat. Dabei brachte er keineswegs die besten Bedingungen für diesen Beruf mit: Wie er erzählte, habe er als Kind kein Blut sehen können, nicht einmal in einen Schlachterladen eintreten mögen. Rohes Fleisch hat er auch später nicht auf dem Esstisch haben wollen. Seine Abneigung hat er aber schon während seiner Tätigkeit in der veterinärärztlichen Untersuchungsstelle in Polen zu beherrschen gelernt. Später nahm er in seiner Praxis sogar kleinere Operationen (Rachenwucherungen) und Wundversorgungen vor. Sein Leben lang pries er seine Berufswahl als die bestmögliche. In einem Brief aus späterer, ebenfalls schwerer Zeit, vom 22. März 1945, an seinen Ältesten schreibt er:

> *Ich bin glücklich, daß ich Arzt bin, daß ich heilen und erhalten kann, was in meiner schwachen Kraft steht. – Du hast Dir einen schönen Beruf erwählt, ich wüßte keinen besseren für Dich. Und wenn ich immer wieder wählen könnte, ich würde immer wieder Arzt.*

Aus seiner Studienzeit ist mir nur eine, allerdings bemerkenswerte Episode bekannt: Auf einer der vielen politischen Studentenversammlungen in einem voll besetzten großen Saal (mit Orgel) wurde die Rede eines liberalen Redners durch plötzlich aufbrausendes Orgelspiel von »*Ein feste Burg ist unser Gott*« jäh übertönt. Wütend sprang Max auf und schrie »*Ihr Schweine*«. Just in dem Moment verstummte die Orgel, sodass sein Schrei deutlich zu hören war, mit disziplinrechtliche Folgen: Meinem Vater drohte der Verweis von der Universität. Das Eintreten mehrerer Kommilitonen für ihn konnte abwenden. Der Vorfall zeigt die aufgeheizte politische Stimmung unter Studenten verschiedener Couleur ebenso wie das politische Engagement des cand. med Max Schmidt. Der Missbrauch der »*Marseillaise der Reformation*« (Heinrich Heine) für politische und zwar reaktionäre Zwecke hatte ihn mehr empört als die Störung der Rede.

Seiner Studienzeit verdankt mein Vater mehrere gute, treue Freunde, die ich später noch erlebt habe. Zwei hebe ich als besondere Persönlichkeiten heraus: Der eine war der spätere HNO-Facharzt Dr. Klaus Felgner, der einzige Duz-Freund. Nur wenige Duz-Freunde zu haben war damals in Hamburg allerdings nicht ungewöhnlich. Felgner war als hervorragender Operateur bekannt. Mein Vater hat ihn oft als Consiliarius bei schwierigen Fällen im HNO-Bereich hinzugezogen. So sehr mein Vater Felgner als Spezialisten und als alten, guten Freund schätzte, politisch lagen sie bis in die Nachkriegszeit hinein über Kreuz: Felgner war ein unverbesserlicher Nazi. Mir ist folgende Erzählung in Erinnerung: Zu einem Abendessen mit Freunden kam er aus beruflichen Gründen später, begrüßte alle Gäste mit »*Guten Abend*« und Handschlag, stellte sich zuletzt vor seiner bereits anwesenden Frau in strammer Haltung auf und grüßte: »*Heil Hitler, Heyndina*«. Umgekehrt betitelte er meinen Vater »*Du alte Demokröte*«. Nach dem Krieg fügte er schmunzelnd hinzu: »*Irgendwann werden wir euch* (Demokröten) *alle noch mal aufhängen.*« Solche derben Sprüche hielt ihre Freundschaft aus. Alle, die ihn kannten, nahmen ihn politisch nicht ernst; längst hatten sie aufgegeben, mit ihm zu streiten.

Der andere Freund, Dr. Adolf Reupcke, war schon während des Studiums seinen Kommilitonen als ein höchst origineller Mediziner aufgefallen. Als er eine Zeit lang für seine Doktorarbeit in einer Aktentasche ständig Stuhlproben mit sich führte, erhielt er den treffenden Namen »*Stuhldirektor*«. Seine Interessen reichten allerdings weit über Medizin hinaus und umfassten Literatur, Kunst und Musik und verbanden ihn dadurch mit meinen Eltern. Später wurde er als praktischer Arzt im Osten von Hamburg, in Billstedt, ein vorbildlicher Hausarzt. Er war stets für seine Patienten da. Wenn er auf Praxistour Patienten sah, hielt er an und erbot sich, sie mitzunehmen und nach Haus zu bringen. In der schlechten Zeit nach 1945 band er seine Krankenbesuche bei reichen Bauern an die Bedingungen, dass sie ihm

Kartoffeln oder Gemüse oder Eier oder Butter bereitstellten und mitgaben, keineswegs nur für sich. Er teilte alles mit seinen Freunden und bedürftigen Patienten. Er war ein äußerst unternehmungslustiger Mensch. Oft klingelte am Sonntagmorgen das Telefon, und es ertönte seine Stimme: »*Also es geht los!*« Mein Vater etwas verdattert darauf: »*Ja, aber wohin und wann?*« Es waren immer tolle Touren, im Sommer meist an die Ostsee, sonst in die Holsteinische Schweiz oder in den Sachsenwald oder in die Lüneburger Heide. Für Proviant hatte er mit seinem fabelhaften Organisationstalent stets gesorgt. Jahrzehntelang feierten meine Eltern mit ihm und seiner strengen Frau sowie einem befreundeten Ehepaar Silvester. In der schlechten Zeit nach 1945 brachte der erfindungsreiche Adolf Reupcke es fertig, Berliner in Fischöl zu backen, was seinen Gästen einiges an Haltung abverlangte. Selbstgebastelte Kanonenschläge kosteten auch schon einmal einige Scheiben in seiner Garage.

Wir Kinder hatten unseren besonderen Spaß mit ihm, wenn er an einem heißen Sonntag auftauchte und, als wir im Garten in einer Waschbalje plantschten, eine mit Wasser gefüllt Flasche ergriff und sich trotz Bekleidung über den Kopf goss. Stets war er zu Späßen bereit; außerdem hatte er im Handschuhfach stets Bontjes (gesprochen Bonsches), wie wir sie nannten. Ich erinnere mich an ein langes Gespräch mit ihm, viel später bei uns zu Hause. Er war in St. Pauli neben der Kirche, die dem Ortsteil den Namen gegeben hatte, aufgewachsen. Durch seine Mitarbeit in der Gemeinde kam er als Jugendlicher mit vielen gestrandeten und verarmten Menschen in Kontakt. Was sie ihm von erschütternden Schicksalen erzählten, habe ihn sehr geprägt und sein soziales Gewissen geschärft. Später habe er aus diesem Erfahrungsschatz schöpfen können und davon in seiner Praxis profitiert. Als seine Frau ihn im Alter nicht mehr zu Konzerten begleiten wollte, suchte er Mitfahrer etwa zu den Festspielen in Hitzacker; seit deren Beginn kurz nach dem Krieg besuchte er sie regelmäßig. Am Ende starb er vereinsamt, ohne dass wir es im entfernten Blankenese mitbekamen. Ein außergewöhnlich reiches Leben ist still erloschen und hat im großen Freundeskreis meiner Eltern eine große Lücke hinterlassen.

Heirat

Im Jahr 1922 trat Hertha in Max' Leben und gab beider Leben eine entscheidende Wende: Ein einzigartiges Glück begann. Ein Vetter meiner Mutter und befreundeter Kollege meines Vaters hatte die beiden zusammengebracht. Meine Mutter erzählte gern, wie sie ihren Max zuerst erlebte und wahrnahm: »*Dem muss man wohl mal etwas unter die Arme greifen!*«, sei ihr erster Gedanke gewesen. Und das hat sie dann auch ein Leben lang getan. Sie wurde für ihn genau die »*Ergänzung*« oder »*Gehilfin*«, von der die biblische Paradiesgeschichte erzählt: »*Man wird sie Männin heißen, darum daß sie vom Manne genommen ist*«, wie es in der Lutherbibel heißt (1. Mose 2,23).[17] Die beiden müssen sich sofort gefunden und auch gleich intensiv unterhalten haben; jedenfalls hatte mein Vater schnell herausbekommen, wo meine Mutter zu Hause war, in Eimsbüttel, Quickbornstraße 51, und wo sie als Volksschullehrerin arbeitete, nämlich knapp drei Kilometer entfernt in der Alsenstraße, nahe dem S-Bahnhof Holstenstraße.

Wie von ungefähr erschien er also am nächsten Tag an der betreffenden Strecke. Allerdings kam er nicht gleich ans Ziel. Er musste einen Umweg machen, denn meine Mutter hatte ihn, wie es ihre rasche Wahrnehmungsart war, früher erkannt als er sie. Bei ihr hatte es am Abend zuvor zwar genauso wie bei ihm gefunkt, aber jetzt wollte sie es ihm nicht zu leicht machen. Sie nahm also einen anderen Weg, um nach Hause zu kommen. Er aber bekam es rasch mit und aufgrund guter Ortskenntnisse gelang es ihm, sie doch noch zu erwischen, bevor sie in ihrem Haus verschwand. Wann ihre Liebe aufging, weiß ich nicht. Mir ist der 9. Mai (vermutlich 1922) bekannt: Diesen Tag, Schillers Todestag (!), begingen die Eltern lebenslang mit irgendeiner schönen Unternehmung ganz für sich allein.

Wiederholt betonte mein Vater, dass er, ganz im Gegensatz zu seinem sonst zögerlichen und abwartenden Verhalten, bei der Wahl seiner Eheliebsten keinen Moment gezögert habe. Sie hat ihn von Beginn an überzeugt, und sein Leben lang hat er nicht gezweifelt. Seinen Rat an uns Söhne: »*Nehmt Euch eine energische Frau*«, kann ich im Blick auf meine Mutter nur nachvollziehen, im Sinne von entschieden und zupackend, verständnisvoll

17 Luther hat die hebräische Wortbildung wörtlich ins Deutsche übertragen und die »Männin« geschaffen.

und geduldig, getragen von Liebe. Auf sie trifft das weise Wort zu: »*Hinter einer langen Ehe steckt immer eine kluge Frau.*« Dazu passt auch ein Rat, den unser Vater jedem von uns gab: »*Hör auf deine Frau!*« Der Eheschließung mit meiner Mutter verdankt mein Vater noch eine kostbare »*Beigabe*«, ihren Vater Johannes Reyer. Da mein Vater seinen eigenen bereits im Alter von 21 Jahren verloren hatte, übernahm sein Schwiegervater Teile der Vaterrolle. Mit ihm und seiner Lebenswelt eines Hamburger Volkschullehrers fand er viel Gemeinsamkeit, sie reichte über die beiden eigene Liebe zu Kindern weit hinaus.

Die Hamburger Volksschullehrer zur damaligen Zeit müssen eine besondere Spezies gewesen sein: umfassend gebildet im Geist und im Herzen, gesellschaftlich und politisch wach und mit einem sozialdemokratischen Impetus versehen. Helmut Schmidt und seine Frau stammten aus dieser Welt und verkörperten sie. Diese Eigenschaften wusste mein Vater hoch zu schätzen, sie bereicherten seine eigenen geschichtlichen, naturwissenschaftlichen und literarischen Interessen. Meinem Vater als einem überzeugten Altonaer und Preußen erschloss sein Schwiegervater eine Seite der Hansestadt Hamburg, die es auch gab. Immerhin konnte Hamburg zumal auf dem Gebiet der Musik, des Theaters und der Oper mit großen Namen aufwarten. Nicht zuletzt trug die Gründung der ersten »*demokratischen Universität*« in Deutschland 1919 wesentlich dazu bei, Hamburgs Ruf als »*Stadt der Pfeffersäcke*« zu verbessern. Bis dahin hieß ihre Maxime für ihre Söhne: »*Zu dumm für Zucker, der muss studieren*«.

Die gemeinsamen gesellschaftlichen und politischen Ansichten meiner Eltern schlossen die Distanz zur damaligen Kirche von »*Thron und Altar*« ein. Beide hinderte allerdings ihre Kirchenfremdheit nicht, ihre Kinder jeweils in den Konfirmandenunterricht zu schicken. Es geschah bei beiden aus der Überzeugung, dass ihre Kinder die Kirche und ihre Bildungsschätze, vor allem biblischer Provenienz, kennenlernen und sich ein eigenes Urteil bilden sollten. Beide wurden mir darin ein religionspädagogisches Vorbild. Meinen Großvater Reyer habe ich leider nicht mehr selbst erlebt, sein Erbe verdanke ich den Erzählungen meiner Eltern und Brüder. Er starb sechs Wochen nach meiner Geburt. Der frühe Tod kurz nach seiner Pensionierung entriss nicht nur meinen Eltern einen sehr geliebten Vater, sondern auch meinen Brüdern einen Großvater und höchst anregenden Gesprächspartner.

Diesen Großvater hätte ich selbst noch gern erlebt.Im Jahr 1923 wurden die Weichen für ihr von nun an gemeinsames Leben gestellt. Mein Vater hat 50 Jahre später aus dem Gedächtnis ein Gespräch von Anfang 1923 zu Papier gebracht, das er mit seinem damaligen Chef im Altonaer Kinderkrankenhaus, dem schon erwähnten Dr. Grüneberg, führte:

> *Glückvolle Momente in der Bibliothek. Eben war ich im Chefzimmer, um Grü. mitzuteilen, daß ich bald heiraten möchte u. stellte gleich dabei die Frage, ob ich dann nicht noch wenigstens einige Wochen oder Monate im Hospital bleiben könne. Er sagte darauf prompt u. ruhig bestimmt: Ja (und darüber hinaus): ›Ich wollte gerade in diesen Tagen Sie fragen, ob Sie nicht länger – so einige Jahre – noch im Haus bleiben möchten‹. Ich konnte darauf garnicht schnell u. freudig genug zusagen. Da war ein großes berufliches Problem für mich (wirklich glänzend) gelöst: ohne Sorgen, ohne Zeitdruck konnt' ich meinen weiteren Berufsweg vor mir sehen und konnte mich so ganz meinem Herzen hingeben und seinen Wünschen und Hoffnungen. Die Ausbildung zum Kinderarzt wäre schwierig u. sehr in Frage gestellt worden, wenn ich das Hospital hätte verlassen müssen, und ich hätte zur Niederlassung als prakt. Arzt gedrängt werden können. Die Heirat stand fest. Die Form des Berufs trat dahinter zurück.*

Wieder gab es eine gnädige Fügung: Gleich zwei Herzensanliegen wurden erfüllt, ein berufliches und ein persönliches. Er konnte seine Ausbildung zum Kinderarzt abschließen und hatte auch finanzielle Sicherheit, um sein zweites Herzensanliegen zu verwirklichen, den Heiratswunsch. Die finanzielle Absicherung war damals zur Zeit der Inflation dringend nötig, auch wenn Gehaltszahlung und rasende Entwertung nicht miteinander Schritt hielten. Einer festlichen Hochzeit stand aber noch ein weit schwererer Grund im Weg: der Tod der sehr geliebten Schwester Gretchen. Sie war seit Jahren an Tuberkulose erkrankt, befördert durch Mangelernährung, und erlebte ein Auf und Ab von Besserung und Rückkehr des Leidens. Kurz vor ihrem Tod, so erzählte mein Vater, sei es ihr recht gut gegangen und sie habe sich so wohl gefühlt, dass sie sogar – mit ärztlicher Zustimmung – zum Tanzen gehen konnte. Das hat sie zwar sehr genossen, aber es ist ihr zum Verhängnis geworden.

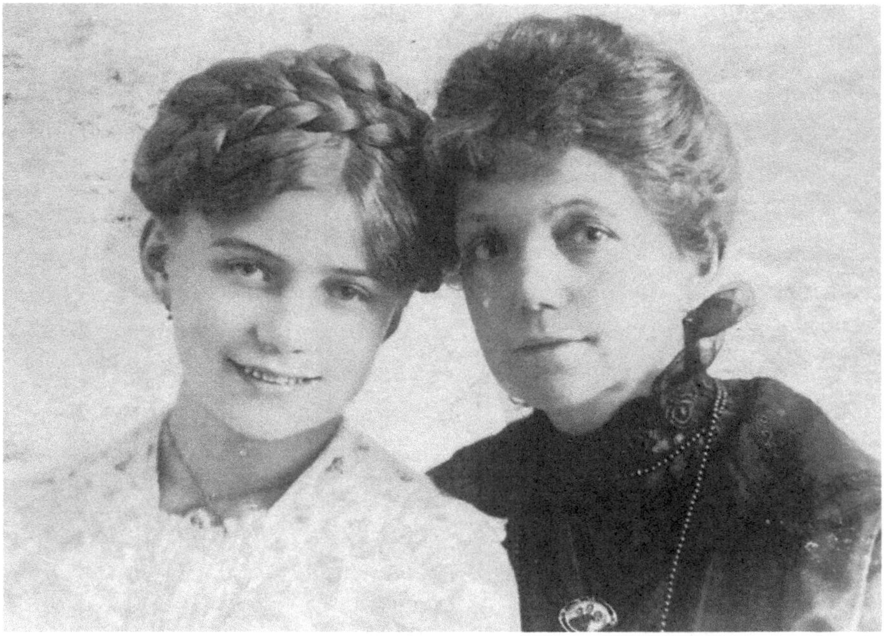

Schwester Gretchen mit der Mutter 1920

Zum zweiten Mal verloren mein Vater und die seit 1916 vaterlose Familie eine Schwester bzw. eine Tochter. Jahrzehnte später, als wir beide über den Tod zweier Kinder in unserem hiesigen Haus in Osterath sprachen, sagte er: »*Je älter sterbende Geschwister sind, desto schlimmer ist ihr Verlust.*« Genauso hat er den Verlust der zweiten Schwester empfunden, sie war Anfang 20, die andere starb Kindesalter vor 1910. Von letzterer sprach er wenig, umso mehr aber von Gretchen, dem »*Mauseschwanz*«, wie sie selbst ihre Briefe im Krieg unterschrieb. Dieser Briefwechsel spiegelt die innige Nähe der beiden wider. Der Tod der Schwester und Schwägerin traf meinen Vater und ebenso meine Mutter tief. Meine Mutter und Gretchen hatten sich auf Anhieb verstanden, und die Familie meiner Mutter hatte sie mit offenen Armen aufgenommen.

Aus den angedeuteten Gründen konnte es nur eine bescheidene Hochzeit am 10. Juli 1923 geben. Umso herrlicher muss die anschließende Hochzeitsreise nach Oberammergau gewesen sein. Für beide war es die erste große Reise in Friedenszeiten. Das Reisetagebuch meiner Mutter gibt ergiebige Auskunft, niedergeschrieben allerdings später, nach der Silberhochzeit. Die

Eisenbahnfahrt über Nacht war beschwerlich, auf Holzbänken, im vollbesetzten Ferienzug, am Gang zwei Plätze gegenüber. Die Vorfreude auf die Berge aber überwog alle Widrigkeiten. Auf der letzten Strecke von München in Richtung Garmisch sei mein Vater aufgeregt von einem Fenster zum anderen gelaufen und habe seine Frau begeistert gerufen:

> *Guck Dir nur die Berge an!*« Die Ankunft gestaltete sich allerdings schwierig: »*In Garmisch voller Freude in die Sonnengasse (parallel z. Frühlingsgasse) ins vorbestellte und bestätigte Quartier, mit Aussicht vom Balkon auf Zugspitze. Große Enttäuschung: Quartier besetzt, ›die Herrschaften bleiben länger‹. Was tun?*« (Wegen des Turnfests in München waren alle Hotels und Gasthäuser vergeben.) »*Die Grenze nach Österreich war gesperrt bzw. nur geg. sehr hohe Grenzgebühr zu überschreiten. Deshalb staute sich der gesamte Reiseverkehr in den Grenzorten, alles besetzt, sogar Heustadl wurden vermietet (wir sollten dafür 90 000 M. zahlen) hatten 1 Mill. mit auf die Reise genommen.* (Tagebuch meiner Mutter)

Meine Mutter aber hatte vorgesorgt (»*Hatte ich eine Vorahnung gehabt?*«) und über eine Kollegin in Oberammergau eine schriftliche Zusage für ein Quartier mitgenommen, das diese nicht in Anspruch nahm. Hier bewährte sich die Verteilung der Zuständigkeiten und Kompetenzen zwischen meinen Eltern: Mein Vater machte die Pläne, meine Mutter aber sorgte für ihre konkrete Realisierung. Im entscheidenden Moment lag das Handeln bei meiner Mutter, und mein Vater nahm es dankbar an. So hatte es ja auch an dem besagten 9. Mai angefangen, und so erlebte ich es später bis zu ihrer Trennung durch den Tod.

Das nächste Hindernis tat sich in Oberau auf: Bis dort waren sie mit der Bahn gefahren, dann sollte es weitergehen mit dem Bus, der aber war hoffnungslos überfüllt. Mein Vater hatte durch eine kleine Bestechung erreicht, dass wenigstens meine Mutter und das Gepäck mitfahren konnten. »*Max mit Rucksack erst etwas betrübt hinterher, aber bei der Wanderung durch die immer schöner werdende Gegend immer fröhlicher werdend (ca. 2½-3 Std.).*« Auch hier war kein Zimmer mehr frei, ausgewichen in ein dürftiges Privatquartier. »*Ich warte im Wirtsgarten im Sonnenschein auf Max, der strahlend ankommt. – Bald ins Privatquartier, da das Hotel uns zu teuer wird. Viele Ausflüge gemacht. Schwierigkeit mit der Inflation, Geld immer weniger wert.«* Der Aufenthalt verlangte von beiden finanzielle Kunststücke, denn bis Geldsendungen von zu Hause eintrafen, hatten sie schon viel von ihrem Wert verloren. Die Rettung waren Dollars, die ihre Mutter und Schwiegermutter von ihrem in die USA ausgewanderten Bruder bekommen und ihnen mitgegeben hatte. Vom 18. Juli datiert ein Zeitzeugnis, ein Brief meiner Mutter an ihre Eltern und Schwiegermutter:

> *Wir haben gestern unsere erste große Bergfahrt gewagt. Davon muß ich Euch erzählen. So schön u. hoch hat Max noch keinen Geburtstag (17.7.) erlebt. Morgens 9 h ging's los mit Bergstöcken ausgerüstet Richtung zum Pürschling 1563 m. Erst über saftig grüne Almen, übersät mit den schönsten Blumen sanft aufwärts, dann auf steinigem Pfad zwischen großen Tannen, bald durch wildromantischen Bergwald, nun aber schon stramm hoch. Es wird steiler, der Weg schlängelt sich schon in Felsgruppen. Wir hoch sie ragen! Aber noch höher ragt der Gipfel (...). Wir haben uns über uns selbst gewundert. Aber der Weg lohnte sich. Vater, Du hättest dabei sein sollen.«* (Nach einem Zeitsprung:)*»Wir fühlen uns recht wohl. An Wandern von Ort zu Ort ist nicht zu denken, zu teuer, kein Quartier. (...) Nun muß ich ausplaudern. Denkt nur: wir trinken das Bier schon literweise!!! Was sagt Ihre dazu? Dieser Max! Er hat angefangen. Was soll man machen? Jeder trinkt's hier, es gibt kaum andres und nichts billigeres, 3200 M.*

Inflationszeitbedingt enthält der Brief auch Geschäftliches und gibt einen Einblick in das alltägliche Leben:

> *Merkwürdig, man kann hier kaum etwas kaufen, Butter u. Milch überhaupt nicht, höchstens Käse u. teure Wurst. Wir dachten erst, uns etwas schicken zu lassen. Aber das tut doch nicht nötig. In den nächsten Tagen gehen wir nach Garmisch – Eibsee – erneut Zugspitze. Dann wohl in die fränkische Gegend, wo alles zu kaufen sein soll. Wir brauchen hier so unsere 100 000 Mark pro Tag gut, ja schon mehr. (...) Neulich gingen wir nach Unter-A.* (Unterammergau), *wo's billig sein soll. Rein-*

gefallen! Mittag = 38 000 M. Haben auch hier schon einmal 35 000 M gezahlt. Nur einmal u. nicht wieder.

Über den verregneten Abschied aus den Bergen gibt eine Postkarte Aufschluss, die meine Mutter an ihre Schwester schickte, datiert vom 25. Juli 1923, Porto 120 M.

Da sitzen wir nun (in Garmisch) und können nicht auf die Zugspitze. So eine Gemeinheit! Ins Wasser gefallen. Hätt der Regen nicht zu andrer Zeit kommen können! Hatten es so schön ausgedacht. Nun geht's raus mit (aus) *den Bergen: München – Nürnberg – Rothenburg. Da gibt's ja auch noch Schönes zu sehen. Aber wir sind doch betrübt.*

Die Erinnerungen meiner Mutter geben nähere Auskunft:

Im Hotel z. Eisenhut leider kein Zimmer, aber gebracht in sehr gutes Privatquartier. Vorher noch Spaziergang u. im Gasthaus z. Rödertor reicht Geld grade noch für 1 Scheibe Brot u 1 Glas Bier f. beide zusammen! Beim Bummeln sehe ich früheren Nachbarn den Lehrer Arnold Petersen und mache mich an ihn ran, ob er uns, falls mittags das nachgeschickte Geld nicht da sei, aushelfen könnte. Natürlich gleich bereit. Aber das Geld kam. Nun bald bescheidenes Privatquartier gesucht und dann bei herrlichstem Wetter den Zauber dieser Stadt ausgiebig genossen (…). *Rückfahrt 19.7. Reisekosten 2.350.000 M + Fahrg. 430.000 M (!).*

Auf dieser ersten Reise in die Alpen erwuchs die Liebe der Eltern zu den Bergen. Ob sie damals schon Mitglied im Deutschen Alpenverein wurden, weiß ich nicht. Die NS-Ideologie während des Dritten Reiches hat sie offenbar nicht so gestört, dass sie ausgetreten wären. Die verbleibenden zwei Jahre bis zu ihrem Umzug und der Praxiseröffnung in Blankenese wohnten sie bei seiner Mutter in deren leer gewordener Wohnung in Ottensen. Dadurch, dass seine Frau weiterhin als Volksschullehrerin tätig war und sie also beide verdienten, konnten sie sich die finanzielle Grundlage für die Niederlassung als Kinderarzt in Blankenese schaffen.

Es blieb Zeit (und Geld) für schöne Reisen, so schon ein Jahr später mit Schwiegervater Reyer nach Tirol, beginnend in Innsbruck mit mehreren Bergwanderungen. Noch in der Erinnerung wirken die Anstrengungen nach. Für meine Mutter war's zu viel: »*6.7. früh Aufstieg zum Schafsgrubenkogel, vor steiler Stelle über tiefem Abgrund, vor überhäng. Fels Stopp! Ich will nicht weiter, Umkehr auf die Hildesheimer Hütte, sind sehr erschöpft! Lege mich lang! (Nach späterer Erfahrung zuviel gleich am Anfang!!!) Nach Erholg. Abstieg Richtg. Oetztal über Figl (kl Hütte) zum Schluß im Regen völlig erledigt in Sölden. Max mag nicht essen, ich für 2! Furchtb. Muskelkater! Treppe!! Erholg.*« Den Höhepunkt bildete der Aufstieg auf den Eiskegel des Similaun auf 3607 Meter: »*Führer schlägt Stufen (meine Gedanken: rauf kommst – aber wie runter?) Oben unter tiefblauem Himmel großartiger Rundblick über die Bergriesen bis in die Po-Ebene hinein: ein wahrer Höhepunkt in m. Leben!!*« Im wichtigen Jahr 1925 blieb Zeit nur für eine kurze Sommerreise in den Harz; zuvor aber, so vermerkt meine Mutter, »*war die Wohnungsfrage in Blankenese gelöst*«.

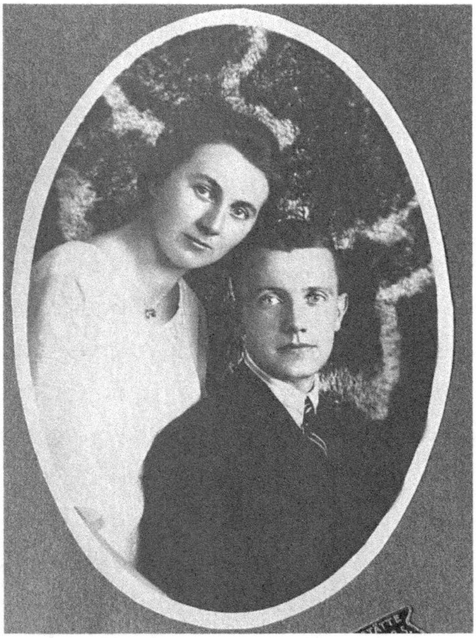
Hochzeit 1923

Kinderarzt in Blankenese 1925–1975

Facharzt für Kinderkrankheiten 1923–1925

In dieser Zeit erwarb mein Vater bei dem früheren Hausarzt der Familie und Leiter des Altonaer Kinderkrankenhauses Dr. Bernhard Grüneberg den erst 1924 in Deutschland eingeführten »*Facharzt für Kinderheilkunde*«. Das Fach war seit 1918 Prüfungsfach im medizinischen Staatsexamen, aber erst 1924 wurde es Hauptfach, sodass mein Vater den zugehörigen Facharzt mit seiner Promotion am 13. Mai 1925 erwerben konnte. In Schleswig-Holstein war er der zweite, der diesen Facharzt erwarb. Seine Dissertation trug den Titel »Über die Kolloidstabilität des Blutplasmas bei normalen und pathologischen Zuständen im Kindes-, besonders im Säuglingsalter«. Die zugehörige Prüfung am 13. Mai 1925 bestand er mit »*gut*«. Davon erzählte er stolz, dass er auf die Frage des Prüfers im Fach Serologie »*Wer ist Ehrlich?*« mit »*wenige*« antwortete. Der Prüfer hatte Humor genug, um ihn bestehen zu lassen. Im Fach Hygiene konnte er auf das Thema »*Bierbrauen*« ausweichen, als er auf eine andere Frage nichts zu antworten wusste.

Kurz nachdem er seinen Dienst als Assistent im Altonaer Kinderkrankenhaus angetreten hatte, erlebte er eine der berüchtigten Niesexplosionen seines Chefs. Da er noch neu war, unterstand er sich zum Entsetzen seiner Kollegen, laut »*Prost*« zu sagen. Diese Reaktion verblüffte den Chef, der wie ein Patriarch regierte, und er fuhr stumm in der Visite fort. Seitdem war meinem Vater der Respekt der Kollegen sicher. Ansonsten hatte Grüneberg auch eine ironische bis zynische Seite: Wenn einer seiner Mitarbeiter wegen einer Beerdigung seinen Dienst unterbrochen hatte, pflegte er zu sagen: »*Na, welchen besten Menschen haben Sie heute wieder begraben?*« Oder die Klage eines Assistenten über Migräne kommentierte er mit: »*Welch eine vornehme Krankheit!*« Da mein Vater oft darunter litt, traf solch ermunternder Kommentar auch ihn selbst.

In seine Assistentenzeit fiel ein Vorfall, der ihn sehr berührte: Zufällig kam er dazu, als eine Mutter verzweifelt mit ihrem an Diphtherie erstickenden Kind im Arm ins Haus stürzte. Mein Vater schickte sie sofort in den OP

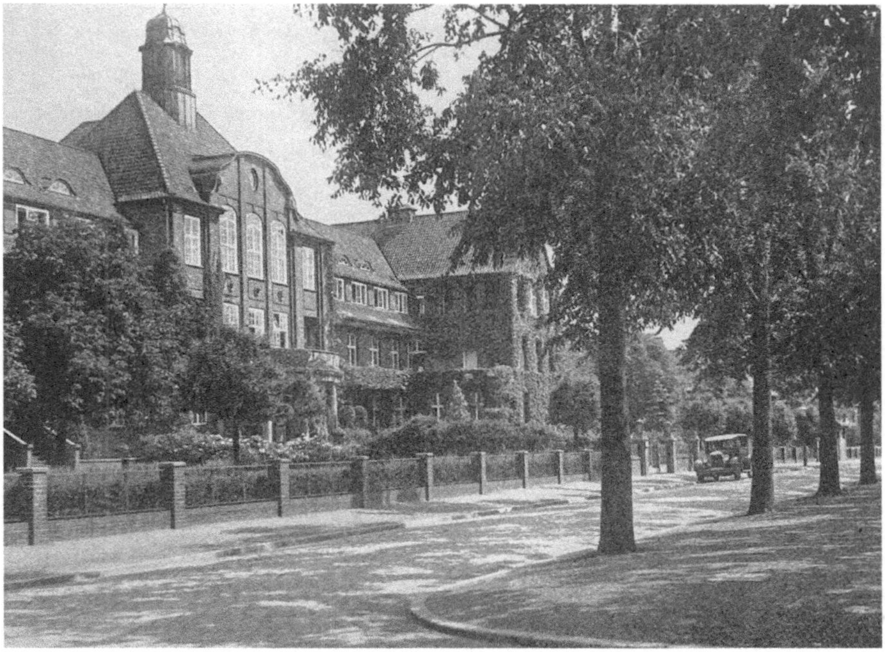

Das Altonaer Kinderkrankenhaus Ende der 1920er Jahre

und, weil äußerste Eile geboten war, nahm ohne weitere Vorbereitungen einen Luftröhrenschnitt vor, mit dem Ergebnis, dass der Junge mit seinem ersten Befreiungsschrei ihm die ganze Menge bakteriell verseuchten Sekrets ins nicht geschützte Gesicht hustete. Er habe, so erzählte er mehrfach, nie wieder einen so erlösten Blick bei einem Kind erlebt. Dieser Blick habe ihn seine eigene massive Kontamination für den Augenblick vergessen lassen. Dank Gurgeln mit reinem Alkohol und intensiver Desinfektion von Gesicht und Händen blieb er gesund.

Kinderärztliches Selbstverständnis

Es reicht nicht aus, daß der kluge Arzt, der bei Erwachsenen erfolgreich ist, seine Pläne ein wenig ändert, indem er die Kinder mit etwas erniedrigten Mengen von Arzneien behandelt. Einige Krankheiten kommen nämlich nur bei Kindern vor. Andere, an denen auch Erwachsene erkranken, treten bei Kindern in einer Form auf, die soweit abweicht, wie sich ein Kind vom Erwachsenen unterscheidet. Der Arzt fragt uns nach diesem und jenem Krankheitszeichen. Auf unsere Antworten begründet er zum großen Teil seine Meinung. Das Kind hat keine Erfahrung und antwortet ungenau. Alle Veränderungen im Laufe einer Kinderkrankheit gehen rasch vor sich, so rasch, daß ein Kind mit akuter Krankheit wenigstens alle 6 bis 8 Stunden durch seinen ärztlichen Helfer gesehen werden sollte. Dieser kennt den raschen Verlauf. Er weiß, wie schnell sich das Gleichgewicht zwischen Leben und Tod verschiebt. Oft können Ärzte nicht mehr tun, als das Unglück der Eltern mitempfinden, die Zunge des kranken Kindes besehen, seinen Puls fühlen, Pulver schicken und den Kopf schütteln.[18]

In diesen Worten fand mein Vater sein Verständnis von seinem Beruf aufs Treffendste ausgedrückt. Sie waren ihm aus dem Herzen gesprochen: »*Schöner, schlichter, und dabei die Probleme des kranken Kindes deutlich erhellend ist wohl kaum die Bedeutung der Kinderheilkunde, des Kinderarztes und des Kinderkrankenhauses ausgesprochen worden.*« Für den Kinderarzt Max Schmidt stand an erster Stelle seine Grundüberzeugung, dass in der Regel der erkrankte Mensch von selbst wieder gesund wird. Der Arzt sollte darum sorgfältig untersuchen und ermessen, wann und wie er eingreifen sollte. So wenig wie möglich und so viel wie nötig, um den Heilungsprozess nicht zu behindern. Oft beklagte er bei Kollegen vorschnelle Medikamentengabe, vor allem eine vorschnelle Gabe von Antibiotika. Daraus erwuchs auch seine Therapie, Kinder bei Krankheitssymptomen ins Bett zu stecken und sie so lange wie nötig in Ruhe zu lassen. Dazu verordnete er bei Fieber Wadenwickel und bei Erkältungen Schal um den Hals und Wollmütze über den Kopf. Er wollte den üblichen Kinderkrankheiten ihre Zeit lassen, dass sie möglichst von selbst heilten; er wollte also Kinder erfahren lassen, dass Kranksein etwas Natürliches ist, dass sie in der Regel von selbst wieder genesen und sich darüber umso mehr freuen würden. »*Schmerzfrei zu sein*«, sagte er gern, »*ist erfreulich; viel erfreulicher aber ist es, die Schmerzen los zu werden*«. Um schulischer Leistungen oder anderer Heilungsgründe willen hochwirksame Medikamente einzusetzen, lehnte er ab. Nur wenn das

18 Er zitierte den Text zu 100-jährigen Bestehen des Altonaer Kinderkrankenhauses 1959, abgedruckt in: »100 Jahre AKK e. V.«, hg. von demselben, Hamburg 1959, S. 50.

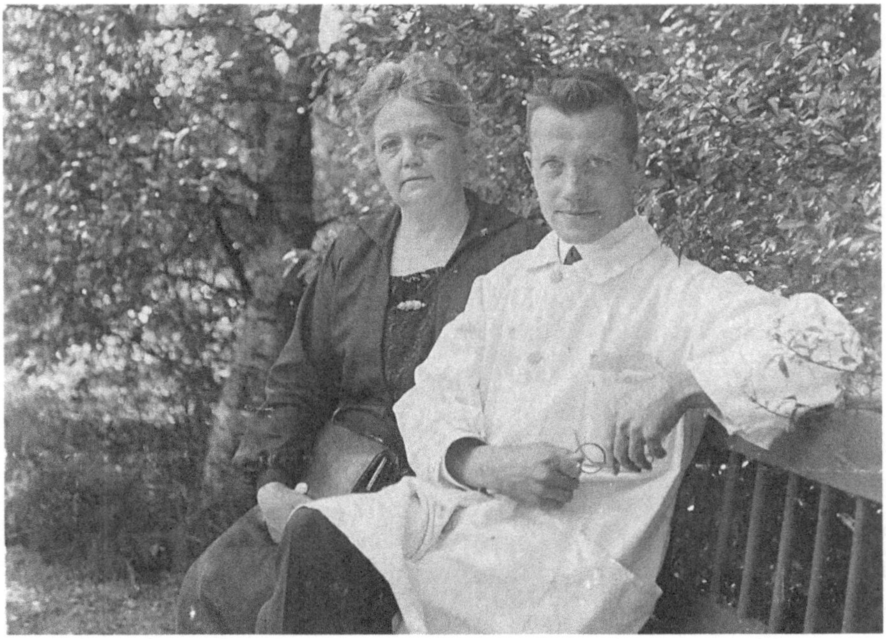

Mutter und Sohn Max, um 1930

Fieber zu hoch und Kopf- oder Halsschmerzen zu heftig wurden, empfahl er ein Fieberzäpfchen. Er konnte die Eltern meistens mit der Information beruhigen, dass Kinder schnell und hoch fieberten und dass Fieber zum Heilungsprozess gehöre. Insgesamt war er in der Medikation zurückhaltend. Mein Schwiegervater, selbst Mediziner, nannte ihn darum mit Augenzwinkern einen »*therapeutischen Nihilisten*«.

Unmittelbar verbunden mit seiner medizinischen Grundüberzeugung war seine Hochachtung vor unserem hochkomplexen Verdauungssystem: »*Wir leben unsere Außenwelt durch uns hindurch*«, pflegte er zu formulieren. Unser Verdauungssystem verstand er als physisches Einfallstor der Außenwelt in unser Inneres, fast ein Stück Außenwelt in uns. In diesem Zusammenhang sehe ich auch die mir vertraute Kenntnis, dass erkrankte Kinder meistens über Bauchweh klagen. Eine Nichte fand als Kind die treffenden Worte: »*Die* (!) *ganze Ich tut weh.*« In der Beschreibung von Krankheit fand mein Vater Kinder oft als Vorbilder. Hier bewies er große Empathie für kranke Kinder, verwurzelt in eigenen Erfahrungen. »*Nie ein krankes Kind mit unklaren Symptomen, vor allem mit diffusen Bauchschmerzen längere*

Zeit, gar über Nacht liegen lassen!« Das war ein weiterer Grundsatz, der sein Handeln leitete. Denn bei Kindern pflegt der Krankheitsverlauf erheblich schneller zu sein als bei Erwachsenen, und das schärfte er später als Krankenhauschef seinen Assistenten ein: Darum hatte er keine Ruhe, auch wenn er spätabends oder auch in der Nacht angerufen wurde; dann konnte er zwar schon einmal platzen und seinem Ärger Luft machen, wenn die verängstigte Mutter bekannte, dass ihrem Kind schon seit zwei Tagen unwohl war, sie aber erst in der Nacht anrief. Auf jeden Fall aber fuhr er hin.

Bei einem Bauern in Sülldorf führte das zu dessen entwaffnender Reaktion: *»Wat schimpt Se denn, Herr Doktor, Se kümmt scha doch!«* In der Tat, er kam immer, und manche Nacht war kurz! Dazu muss man wissen, dass zu seiner Zeit es noch keinen ärztlichen Notdienst gab. Solche ständige Bereitschaft für seine Patienten zeichnete damals Ärzte gemeinhin aus. Ein anderes Merkmal seines Arztseins war seine Abwehr gegen zu viel Hygiene. Er fand es durchaus in Ordnung, wenn Kinder im Dreck spielten, denn das stärkte ihre Abwehrkräfte. Im gleichen Sinn führte er in seinen späten Jahren die häufigeren Erkältungskrankheiten darauf zurück, dass es in den Wohnungen keine kalten Flure gab wie früher, sondern alle Räumen geheizt waren, nicht selten auch zu warm. Er selbst nahm es allerdings mit der Hygiene sehr ernst: Schon als Kind fiel mir auf, wie oft er sich die Hände wusch. Unsere älteste Tochter, die ihre ersten fünf Lebensjahre *»unter seiner kinderärztlichen Aufsicht«* erlebte, erinnert sich an die häufig wiederkehrende Szene im großelterlichen Badezimmer: sie in der Badewanne, ihr Großvater über dem Waschbecken sich minutenlang die Hände waschend und singend: *»Die Frösche, die Frösche, das ist ein lustig' Korps, sie brauchen keine Kämme, sie haben keine Hoor.«* Das hat sich bis in die Urenkelgeneration vererbt, und das können noch heute unsere Kinder und Enkel singen. Auch war ihm ein klebriger Gegenstand zuwider und er verwarf ihn als *»backsig«*.

Zu den allgemeinen Faktoren, die meinen Vater in der Ausübung seines Berufs leiteten, gehörten die Errungenschaften, die die medizinische Wissenschaft schon während seiner Assistentenzeit im Altonaer Kinderkrankenhaus (AKK) in der ersten Hälfte der 1920er Jahre und danach revolutionierten. In seinem Referat zum 100-jährigen Jubiläum des AKK im Jahr 1959 zeichnete er ein eindrucksvolles Bild, wie dieses Haus *»unter Dr. Grünebergs Leitung mit 4 Assistenten* (einer davon war er selbst) (…) *mit* *der raschen medizinischen Entwicklung Schritt halten«* konnte: »*Die Insulinbehandlung der Zuckerkrankheit, die Lebertherapie der Anämien, die Darstellung der Harnwege im Röntgenbild und viele andere Verbesserungen in der Diagnostik, z. B. die feineren Differenzierungen der Blutbilder, die Verschiebung der Bluteiweißkörper sind Marksteine auf diesem Weg.*«[19] Zu solchen Fortschritten zählte er darüber hinaus die neuen Impfungen, besonders die Schluckimpfung gegen spinale Kinderlähmung (1962 in der Bundesrepublik eingeführt), und die Entdeckung des Penicillins, in Deutschland erst nach dem Krieg verbreitet. Generell war er auch in Fragen von Impfungen skeptisch. Ihm war der Eingriff in das eigene Immunsystem nicht ganz geheuer: »*Was tun wir da?*«, fragte er, »*können wir die Folgen weit genug absehen?*«

Uneingeschränkt als Segen wertete er die bereits Ende des 19. Jahrhunderts staatlich verordnete Pockenschutzimpfung, auch wenn er nicht selten auftretende Nebenwirkungen fürchtete. Den weltweiten Erfolg, die fast vollständige Ausrottung der Pocken, erkannte er jedoch an. Leider hat er die Aufhebung des Impfzwangs um das Jahr 1980 herum nicht mehr miterlebt. Wegen der eigenen belastenden Erfahrungen mit Diphterie hat er auch seine Kinder dagegen geimpft. Aus seiner eigenen Praxis erinnere mich an den Tod eines Mitschülers aus der vierten Klasse, der während der Sommerferien 1944 starb.

Seine Skepsis gegenüber manchen Erfolgen der modernen Medizin beruhte auf seiner Hochachtung des äußerst komplizierten Systems unseres menschlichen Körpers. Vor allem das häufige Spritzen, ob intravenös, intramuskulär oder subkutan, war ihm nicht geheuer: »*Wir haben ein so differenziertes Verdauungssystem, und hier überspringen wir es einfach und dringen direkt in die Blutbahn ein! Können wir abschätzen, was wir damit tun, wenn wir körpereigene Kontrollen vernachlässigen?*« Natürlich hat er auch zur Spritze gegriffen, wenn es geboten war, etwa wenn er nach einer äußeren Verletzung gegen Tetanus spritzte oder abgelaufenen Schutz erneuerte. Solche therapeutische Zurückhaltung entspricht einem Wesenszug, der Kinderärzten nachgesagt wird. Ein befreundeter Kollege aus meiner Generation zeichnete davon folgendes Bild: »*Um das Bett eines kranken Kindes*

19 Er zitierte den Text zum 100-jährigen Bestehen des Altonaer Kinderkrankenhauses 1959, abgedruckt in: »100 Jahre AKK e. V.«, hg. von demselben, Hamburg 1959, S. 50 und 60.

stehen mehrere Kinderärzte und beratschlagen über Diagnose und Therapie. Während etwa Chirurgen schnell mit Eingriffen bei der Hand sind, kann die Beratung unter Kinderärzten lange dauern, fast bis der Patient gestorben ist.« Ja, auch mein Vater war ein Zauderer, nicht nur in seinem Beruf. Er selbst nannte eine entscheidende Ausnahme: die Heirat meiner Mutter. Aber auch in seinem Beruf wusste er, wann er sofort handeln musste und keine Zeit verlieren durfte, denn die Rasanz von Krankheitsverläufen bei Kindern war ihm stets gegenwärtig.

Praxiseröffnung

Im Jahr 1925 eröffnete mein Vater seine Praxis in Blankenese und zwar in der Charlottenstraße, die heutige Avenariusstraße. Wie er hierher kam und damit im damaligen Kreis Pinneberg der erste Facharzt für Kinderkrankheiten wurde, weiß ich nicht. Es dürfte mit der Kassenzulassung zu tun gehabt haben, gewiss aber auch mit der wunderbaren Lage, die beide Eltern seit Kinderzeiten kannten. In jedem Fall tat sich meinem Vater ein weiter Praxisbereich auf: Er reichte im äußeren Umkreis von Othmarschen über Groß Flottbek, Osdorf und Schenefeld bis nach Wedel. Diese Ausdehnung erforderte die Anschaffung eines PKW, da mein Vater nicht Fahrrad fahren konnte. (Im Krieg hat er es einmal zu lernen begonnen, ohne Erfolg). Von seinen Fahrstunden erzählte er, dass er das Privileg hatte, im eigenen Wagen zu lernen; welcher Marke dieser war, weiß ich nicht. Voller Stolz erzählte er, dass zur Führerscheinprüfung neben den Verkehrsregeln auch praktische Fähigkeiten zur Reparatur des Fahrzeugs gehörten, die er z. T. auch ausführte. Zwei Regeln verdankte er seinem Fahrlehrer; er hat sie stets befolgt und an uns weitergegeben: »*Denken Sie immer an die Fehler der Anderen*« und, für ihn noch wichtiger: »*Sobald Sie auf oder an der Straße ein Kind sehen, sofort runter mit dem Gas und ganz vorsichtig weiterfahren!*«

Der Beginn der neu gegründeten Praxis war bescheiden; die Wohnung verfügte über zwei Zimmer, eines davon diente zu Sprechzeiten als Behandlungszimmer, dazu Küche und Bad. Eine unverhoffte Schwangerschaft in der Familie der Vermieter brachte die Chance, ein weiteres Zimmer hinzuzubekommen. Eine uneheliche Geburt war nicht nur ein wirtschaftliches

Problem, sie galt damals als gesellschaftlicher Makel. Mit dem Kind musste die Tochter ausziehen. Die Erklärung, die ihre verzweifelte Mutter abgab, sorgte immer wieder für Heiterkeit: Sie könne sich gar nicht vorstellen, wie das gekommen sei, »*nur ein klein büschen im Mai*«. Die einzige Sorge meiner Eltern war, dass etwas die Geburt noch verhindern könnte, unter Umständen sogar ein Abbruch. Aber es klappte, ein weiteres Zimmer kam hinzu. Zur finanziellen Erleichterung des Starts arbeitete meine Mutter zunächst noch als Grundschullehrerin weiter, längstens so lange, bis sich mein ältester Bruder Jürgen ankündigte.

Seine kinderärztliche Tätigkeit in Blankenese belohnte ihn in doppelter Hinsicht: mit beruflichem Erfolg, allgemeiner Anerkennung, sicherer finanzieller Basis und zum anderen mit dem Gewinn eines wunderbaren Freundeskreises – viele Freunde waren Patienteneltern. Allein das zeigt schon, wie sehr die Begegnungen meist zuerst mit den Müttern, über das Medizinische hinausreichten. Hier bewährte sich ein Grundsatz, den mein Vater stets befolgte, die kranken Kinder möglichst in ihrer häuslichen Umgebung zu belassen, für Diagnose und Therapie sehr hilfreich. Eine der schönsten Früchte seiner Praxis waren die Freundschaften, die sie ihm mit den Eltern seiner kleinen Patienten einbrachten. Aufgrund der Ausdehnung seiner Tätigkeit kamen sie nicht nur aus Blankenese, sondern auch aus den angrenzenden Ortsteilen. Das Gästebuch, das meine Eltern seit ihrem Einzug in das eigene Haus zehn Jahre später führten, enthält viele Namen von damals in Blankenese und Umgebung bekannten Persönlichkeiten.

Der erste Eintrag vom 14. Dezember 1935 führt die Ehepaare Isey, Klutmann und Moritz auf. Dazu kamen weitere Freunde und Freundinnen, die zum 60. Geburtstag unseres Vaters (17. Juli 1955) in einem launigen Text vorgestellt wurden, zu singen auf die Melodie zur »Lindenwirtin«. Die zweite Strophe lautet: »*Auf Freundschaft geht dies Lied, / Die in dieses Haus uns zieht, / Wie zur Kuh die Kälber. / Nein, wir singen nicht auf dich, / Singen ganz geflissentlich / Loblied jetzt auf uns selber!*« In jeder Strophe wurden nacheinander vorgestellt die Namen Flitner, Isey, Willhöft, Klutmann, Moritz, Reupcke, Daube und Renner. Diese bildeten den engeren Freundeskreis. Dazu kamen etliche andere, die sich jedoch seltener trafen. In der Nazizeit verband diesen bunten Kreis vor allem die Ablehnung Hitlers und des Dritten Reiches. Die Zusammenkünfte ermutigten sie und machten es ihnen leichter, die Leiden der Zeit, insbesondere später des Krieges auszuhalten. Zum 61. Geburtstag meiner Mutter, am 16. Januar 1960, hat Frau Ducca Renner diese Leistung meines Elternhauses gewürdigt:

> *In guten und in schweren Zeiten kamen wir zusammen, / Des Hauses Freunde, liebend Auserkorne. / Wir schürten unsers Mutes kleine Flammen, / Und fühlten uns Genossen und Verschworne. / Dies Haus war eine Hochburg fester Treue, / Und jeder Festtag einte uns aufs Neue. Jetzt treten Schwiegerkinder, Enkel in den Reigen / Und manche, die sonst kamen, deckt das Schweigen. / Doch wisst, des Hauses Zauber ist geblieben! / Drum soll auch jetzt nur heitre Weise klingen. / Der Hausfrau wollen wir ein Loblied singen / Nach lieben alten Volksliedmelodien / Soll brausend unser Sang zum Himmel ziehn.*

Familiengründung und Hausbau

Mein ältester Bruder Jürgen kam am 27. Juni 1927 zur Welt. Wie er später sagte, habe zu seiner eigenen Verwunderung von Beginn an wie selbstverständlich sein Beruf in den Fußstapfen des Vaters festgestanden; andere Möglichkeiten habe er nie erwogen. Spätestens zu diesem Zeitpunkt bezog die noch kleine Familie eine größere Wohnung in der Schillerstraße 40, nach der Eingemeindung von Blankenese nach Groß-Altona im Jahre 1927: Godeffroystraße. Sie bot nicht nur mehr Platz, sondern lag auch günstiger zur Ortsmitte – sowohl für die Patienten, die natürlich damals zu Fuß kamen, als auch für die Teilnahme der Familie am lokalen Leben. Im Sommer, so erzählten die Eltern, nutzten sie die Gelegenheit, morgens vor der Praxis unterhalb vom Baurs Park in der Elbe zu schwimmen und zu tauchen. Eine Wanderkarte von »*West-Altona und Umgebung*« von Anfang der 1930er Jahre verzeichnet sieben Badeplätze vor Blankenese, darunter die »*Badeanstalt Baurs Park*«. In meiner eigenen Kinderzeit, spätestens seit Kriegsbeginn war Baden in der Elbe in Blankenese nicht mehr möglich, allenfalls badeten wir gelegentlich noch in Wittenbergen oder in Schulau. Der Kinderarzt-Vater schärfte uns ein, in jedem Fall das Schlucken von Wasser zu vermeiden, in seiner Praxis erlebte er nämlich immer wieder Magen- und Darmerkrankungen, die aufs Baden in dem immer schmutziger gewordenen Elbwasser zurückzuführen waren.

Die florierende Praxis ließ alsbald auch an den Bau eines eigenen Hauses denken. Neben der notwendigen Erweiterung der Praxisräume bot der Familienzuwachs den wichtigsten Grund. Im November 1929 war es soweit, Peter wurde geboren, der erste Sohn. Diese Jahreszeit passte meinem Vater für eine Geburt gar nicht. Als wir selbst in die Rolle von Eltern gekommen waren, hörten wir oft aus seinem Mund die aus Erfahrung gewachsene Weisheit: Wenn es nach ihm ginge, sollten alle Kinder im Frühling oder Sommer zur Welt kommen! Leider bewahrheitete sich die Weisheit meines Vaters: Bruder Peter war häufig krank, glich das aber durch Zähigkeit und gezielten Einsatz seiner Kräfte aus, abgesehen davon, dass er als der Klügste von uns dreien galt. Einen Patientenvater brachte der Anblick meines Bruders Peter zu der Bemerkung: »*Na, Ihr Zweiter, Herr Dr. Schmidt, ist ja nicht gerade eine Reklame für Sie!*« Er kannte meinen Vater gut genug, dass er sich diese Bemerkung leisten konnte. Dass und wie mein Vater diese Begegnung erzählte, ließ keinen Zweifel daran, dass er den Kommentar berechtigt fand.

Meine Geburt im Mai 1934 erfüllte dann wieder die Erwartung unseres Vaters. Sie schien jedoch kurzfristig gefährdet und zwar aus politischen Gründen: Auf dem Weg in die Klinik an der Allee (heute Max-Brauer-Allee) in Altona gerieten meine Eltern in einen nächtlichen SA-Aufmarsch. »*Ich schreie, es geht gleich los*«, rief meine Mutter, ließ sich aber von ihrem Mann beruhigen und noch rechtzeitig in den Kreißsaal bringen. Diese Fähigkeit, im entscheidenden Moment die Ruhe zu bewahren und auf andere zu übertragen, kam meinem Vater gegenüber ängstlichen Patientenmüttern zugute, vor allem später als Leiter einer großen Kinderklinik.

Zur Familienerweiterung gehörte auch die Anschaffung eines Hundes. Das war vor meiner Zeit, ich kenne nur eindrückliche Schilderungen meiner Mutter. Als Hundeliebhaber – in der Theorie, wie sich herausstellte – wollte mein Vater einen Hund haben, es wurde ein Airdale-Terrier mit dem Namen *Fidus*. Schnell zeigte sich, dass die Erziehung, Pflege und Versorgung des Hundes ganz in die Hände meiner Mutter fielen. So sehr mein Vater Hunde liebte, so wenig war er der zugehörigen Praxis gewachsen. Das fing mit seiner peniblen Sauberkeit der Hände an und endete bei seinem hundepädagogischen Versagen: Der Hund hatte sofort raus, dass mein Vater ein zögerlicher Mensch war, rasch wechselte er die Rollen und bestimmte, wo es lang ging. Immer wieder musste meine Mutter eingreifen; bei ihr wusste er, woran er war. Die Hundezeit hatte schon bald ein Ende: Beim Anleinen hatte mein Vater mit dem Haken der Leine den Hund am Ohr zwar nur leicht verletzt, aber mit Folgen – fortwährend kratzte er sich an besagter Stelle und verhinderte die Heilung der Wunde. Als alle tierärztlichen Bemühungen nichts fruchteten, gaben die Eltern schließlich das schöne Tier zurück. Seine Liebe zu Hunden hat diese Zeit überdauert: Später, nach dem Zweiten Weltkrieg, ist er mit mir gelegentlich zu Hundeschauen gegangen und hat fast fachkundig die einzelnen Exemplare begutachtet.

Anders ging es mit Katzen, an zwei kann ich mich erinnern. An die erste nur blass und mit Hilfe der elterlichen Erzählungen, es war noch vor dem Krieg, d. h. als ich noch jung und ungeschickt mit dem Tier war: Ich hätte »*Muschi*« so sehr geliebt, dass ich sie bei jeder sich bietenden Gelegenheit auf dem Arm nehmen wollte, meistens gegen ihren Willen und mit dem Ergebnis, dass ich ständig an Händen und Armen zerkratzt war. Alle Ermahnung und auch blutige Erfahrungen halfen nichts. Eines Abends, als sie auf einem Mauerpfeiler neben der Eingangspforte saß, muss sie ein Passant mitgenommen haben. An die zweite Katze erinnere ich mich gut, denn wir bekamen sie erst nach dem Krieg. Sie war bildhübsch, schwarz mit weißen Pfoten und weißem Schnäuzchen und wurde offenbar auch von Katern geschätzt. Folglich brachte sie ständig meist vier Kätzchen zur Welt; Sterilisierung war damals noch nicht üblich. Zum Retter wurde ein Bauer in Sülldorf: Er nahm sie gern, zumal sie sich als eine tolle Rattenfängerin bewährte. Vorher hatte sie es geschafft, sich auf der Brust meines Vaters während seines Nachmittagsschlafs schnurrend niederzulassen. Zu unser aller Überraschung duldete er sie nicht nur, sondern freute sich, immerhin war ihr Schnäuzchen seinem bedenklich nahe! – für die Familie eine neue Erfahrung mit ihm.

Fast gleichzeitig mit meiner Geburt erfolgte der Bau des eigenen Hauses am Sülldorfer Kirchenweg (Nr. 4), eine Wegmarke in der Geschichte unserer Familie. Meine Eltern hatten das Grundstück wegen der für eine Praxis günstigen Lage von dem Ehepaar Schacht erworben, der Kaufpreis betrug 6500 RM, der Abschluss des Kaufvertrages datiert vom 15. Januar 1934, eine Woche vor meiner Geburt. Das Grundstück umfasste 1154 Quadratmeter,

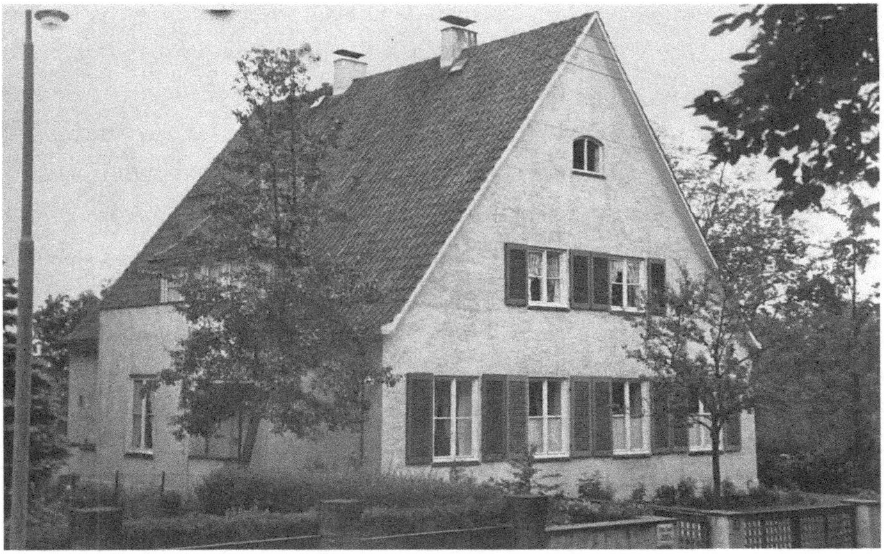

Das Haus Sülldorfer Kirchenweg 4

die Straßenfront hatte eine Länge von 25 Metern. Es lief nach hinten spitz zu, hatte eine Länge von 70 Metern und im südlichen Teil den Obstgarten eines Bauernhofes, der 1911 abgebrannt war. Der größere Teil war bereits mit einem mehrstöckigen Haus, der Villa Darboven, und einem separaten Gebäude mit Garage und Wohnbereich bebaut worden. Nach Süden grenzte das Grundstück an den Bahndamm der Deutschen Reichsbahn – mit herrlichen Spielmöglichkeiten für uns Kinder. Bei dem abgebrannten Hof handelte es sich um die Hofstelle des J. P. Backendorf, über den Volker Detlef Heydorn in der Monatsschrift des Blankeneser Bürger-Vereins im Juni 1986 berichtet,[20] Heft Nr. 6 zeigt auf der Titelseite »*die im Jahre 1911 abgebrannte Bauernkate am Sülldorfer Kirchenweg*«. Aus dieser Zeit stammten eine ganze Reihe herrlicher großer alter Apfel- und Birnbäume; von deren reichen Ernten haben wir noch lange zehrten, vor allem in den Hungerjahren nach dem Krieg. Der fertige Bau wurde am 10. Januar 1935 abgenommen. Die Baukosten betrugen 33.500 Reichsmark; zusammen mit dem Grundstück kostete das Ganze 40.000 Reichsmark.

Das Haus hatten unter Mitwirkung von Onkel Otto die Architekten Os-

20 Jg. 39, Nr. 6, S. 7-9. Wiederabgedruckt in: V. D. Heydorn, Das Blankeneser Oberland, S. 15.

termeyer und Suhr entworfen, die auch den Bau geleitet hatten. Es hatte eine Gesamtwohnfläche von 178 qm, verteilt auf Erdgeschoss und ersten Stock. Zu Anfang des Krieges kam auf dem Dachboden noch ein halbes Zimmer für das Hausmädchen hinzu. Im Erdgeschoss befanden sich zur Straßenseite dreieinhalb Räume für die Praxis, dazu der Windfang, in den die Haustür sich öffnete und von dem aus man zur rechten Seite in die Praxisräume und geradeaus in den Flur sowie die Wohnräume gelangte. Zur Praxis gehörten Behandlungs-, Sprech- und Wartezimmer, dazu ein Bestrahlungsraum, verbunden durch einen schmalen Flur mit einem eingebauten Wandschrank mit Medikamenten für den akuten Bedarf. Zur Gartenseite lagen Küche, Ess- und Wohnzimmer mit Ausgang zu einer Terrasse. Das Sprechzimmer, nach Süden zur Bahnseite gelegen, diente nach Sprechstundenende auch als Arbeits- und Herrenzimmer. Insgesamt verfügte das Haus über sieben Wohnräume, dazu das Dachstübchen zur Straßenseite. So großzügig mir die Praxis- und Wohnräume im Erdgeschoss auch vorkamen – im Alltagsbetrieb reichte vor allem das eine Wartezimmer nicht aus: Infektionskrankheiten wie Keuchhusten und Windpocken, aber auch der Verdacht darauf erforderten mindestens zwei weitere Räume, weshalb der Flur und das Esszimmer immer wieder für den Praxisbetrieb herhalten mussten. Die Garage war im Kellergeschoss zur Straße hin untergebracht und war nur über eine steile Auffahrt zu erreichen.

Die ersten acht Monate meines Lebens verbrachte ich zwar noch in der Godeffroystraße 40, aber von Februar 1935 an wurde das Haus im Sülldorfer Kirchenweg mein Zuhause. Das Gästebuch, ein Geschenk von Annemarie und Dr. Rudolf Klutmann, vermerkt als Datum *»zum Einzuge ins eigene Haus Februar 1935«*. Dazu dichtete das Paar: *»Dies Buch gehört dem Haus / Und sage freundlich aus / Wie es im Alltag und bei Festen / Gefiel den Gästen!«* Meine Lieblingstante schenkte ein Gartenbuch, es traf ins Schwarze, am meisten bei meiner Mutter, weniger bei meinem Vater: So sehr er den Garten liebte, zu seiner Pflege hat er kaum je die Hand angelegt. Immerhin sehe ich ihn noch, wie er in der für ihn typischen behutsamen Art gelegentlich die Rosen schnitt, es könnte sein, dass er auch schon einmal eines der drei Rasenstücke mähte. Im Übrigen war er mit guten Vorschlägen und Kommentaren zur Stelle. Insgesamt aber war der Garten die Domäne meiner Mutter. Seinen wahren Wert erwies das Gartenbuch allerdings erst zehn

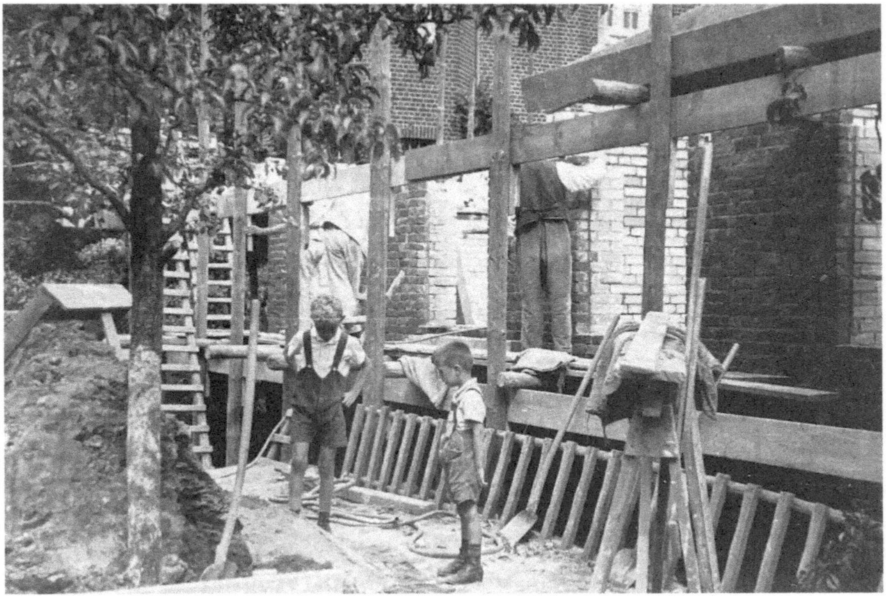

Jürgen und Peter Schmidt auf der Baustelle 1934

Jahre später, als unsere Mutter sich als einfallsreiche »*Gärtnerin aus Liebe*« (zu ihrer Familie) erwies und aus einem Blumen- einen Gemüsegarten zauberte. Ihr Anbau von Kartoffeln und Gemüse trug wesentlich dazu bei, dass wir die Lebensmittelknappheit der Jahre 1945 bis 1947 gut bewältigten.

Zum Geburtstag meiner Mutter am 16. Januar 1960 wurde der Hausbau in einem weiteren Gedicht von Frau Renner noch einmal gewürdigt: »*Am Kirchenweg nach Sülldorf / Der kluge Max erbaut / Ein Haus, das trutzig herrschend / Hin auf die S-Bahn schaut. – Das Haus von Ostermeyer / Anmutig hingesetzt / Lockt an die Patienten / Und seine Praxis wächst.*« Im Jahr 1960, als diese Verse auf die Melodie »*Alt Heidelberg, du feine*« gesungen wurde, hatten sie sich längst bewahrheitet.

Politisches Wetterleuchten

Für Blankenese wie für andere bis dahin selbstständige Gemeinden war die »Zwangseingemeindung« nach Groß-Altona ein einschneidendes Ereignis. Sie ist dem ehrgeizigen Ziel des 1926 zum neuen Bürgermeister gewählten

Max Brauer geschuldet, »*Altona neben der mächtigen Schwesterstadt Hamburg wirtschaftlich stark zu machen*«.

Er werde, so schreibt er,

> *nicht ruhen, bis unsere Stadt nicht mehr eine westliche Vorstadt Hamburgs ist, sondern mehr und mehr erfüllt wird von kommunalem Eigenleben mit eigenem starken wirtschaftlichen Fundament. Unserer Bevölkerung das gleiche soziale und kulturelle Niveau zu geben, das das reiche Hamburg seinen Bewohnern zu geben vermag, werde ich immer bemüht sein.*[21]

Schon im Vorfeld regte sich in den Elbgemeinden heftiger Widerstand. Die »*Norddeutschen Nachrichten*« veröffentlichten am 7. April 1927 auf der Titelseite den leidenschaftlichen Appell an die »*Männer des preußischen Abgeordnetenhauses! Rettet uns vor Altona!*«[22] Dazu erschien ein patriotisches Gedicht »*Mein Blankenese*«, gekrönt vom Wappen des Pfahlewers. Aller Widerstand half nicht: Am 30. Juni 1927 wurden durch den Preußischen Landtag auch alle Ortsteile, die zum Einzugsgebiet der Praxis meines Vaters gehörten, nach »Groß-Altona« eingemeindet: Osdorf, Groß Flottbek, Klein Flottbek, Nienstedten, Sülldorf und Rissen. Die Einwohnerzahl Altonas wuchs von 187.000 auf 232.000, sodass Altona, wie schon früher einmal, zur größten Stadt der preußischen Provinz Schleswig-Holstein wurde.[23] Am gleichen Tag titelte das »*Groß-Flottbeker Tageblatt*«: »*Die Vergewaltigung der Elbgemeinden von der Landtagsmehrheit bestätigt.*« Der zugehörige »*sehr polemische Leitartikel*«, so schreibt Volker Detlef Heydorn, enthält die Warnung: »*Sie sollen sich ferner nicht darüber beklagen, daß hier an der Unterelbe ein Ekel aufsteigt vor dem ganzen Parlamentarismus und dieser Art Gesetzesmacherei.*«[24] Hier kündigte sich ein Potenzial künftiger NS-Wähler an, ohne zu ahnen, was genau zehn Jahre später mit Altona geschah, ganz ohne »*Parlamentarismus*«. In der Nachschau, 50 Jahre später, beschreibt Heydorn

---

21 Zit. in: 350 Jahre Altona, S. 30.

22 Abgedruckt in: W. Grützner, Zwei Dörfer schaffen den schönsten Vorort der Welt, 1994, S. 41.

23 350 Jahre Altona, S. 30.

24 V. D. Heydorn, a. a. O., S. 123.

dagegen nüchterner: »*Es steht außer Frage, daß die wirtschaftlichen und verkehrstechnischen Entwicklungen seit den Gründerjahren auf eine großräumige Zusammenfassung des Ballungsgebietes Hamburg-Altona-Elbgemeinden hindrängten.*«[25]

Für meinen Vater hatte die Eingemeindung noch eine andere Seite: Nach einer Unterbrechung von zwei Jahren wurde er wieder Altonaer; meine Mutter als Hamburgerin musste auf die Rückkehr in ihre Geburtsstadt noch zehn Jahre warten. Auch die Weltwirtschaftskrise 1929/1930, die einen weiteren Schritt hin auf den Untergang der ersten deutschen Demokratie bedeutete, berührte die blühende Praxis allenfalls indirekt, was sicherlich für viele der gut situierten Blankeneser zutraf, nicht aber für die breite Mehrheit der Bevölkerung. Weitaus tiefer schnitt die »*Machtergreifung*« Hitlers am 30. Januar 1933 in das Leben meiner Eltern und aller Gleichgesinnten ein. Seit Beginn der 1930er Jahre hatte sich für sie der Zusammenbruch aller Hoffnungen zwar schon abgezeichnet, die sie auf ein neues, demokratisches Deutschland nach dem Ende des Ersten Weltkriegs gesetzt und für das sie sich mit ihren begrenzten Mitteln eingesetzt hatten; aber der Eintritt der Katastrophe war, wie in solchen Fällen üblich, noch schlimmer.

Seit den ersten Auftritten Hitlers und der NSDAP waren meine beiden Eltern entschiedene Gegner. Für meinen Vater erwuchs die Ablehnung aus Einflüssen seines liberalen Elternhauses, seinen Erfahrungen mit dem Militarismus des Kaiserreichs, seiner Teilnahme am Ersten Weltkrieg und aus den Widerständen konservativer Kreise gegen die Weimarer Republik. Für meine Mutter war ihre Prägung durch ihren sozialdemokratisch gesinnten Vater maßgeblich: Seit ihrer Eheschließung festigten sich ihre gemeinsame politische Haltung. Für beide trugen die guten Erfahrungen bei, die beide mit den jüdischen Ärzten ihrer Familien gemacht hatten, zu ihrer Ablehnung des Antisemitismus, der zentralen Doktrin Hitlers. Hinzu kam die Rolle, die Vaters Lehrer und Chef, der liberale, weltoffene Jude Grüneberg, für ihn und seinen beruflichen Werdegang gespielt hatte. Zwar werden meine Eltern Hitlers »*Mein Kampf*« ebenso wenig gelesen haben wie wohl die meisten Hitlergegner – in der umfassenden Bibliothek meines Elternhauses habe ich das Werk nie gesehen –, über sein Wirken, seine politischen und

25 Ebd. S. 123f., dort nähere Differenzierung der damaligen Interessenlage.

militärischen (!) Ziele waren sie jedoch gut unterrichtet. Zumindest mein Vater sah mit der »*Machtübernahme*« Hitlers den nächsten (Welt-)Krieg heraufziehen.

Letzte Zweifel an seiner Antihaltung, sofern es solche gegeben haben sollte, beseitigte die öffentliche Solidarisierung Hitlers mit den Mördern von Potempa – übrigens auch bei meiner Schwiegergroßmutter Adeline Erbslöh, wie beide bei ihrer ersten Begegnung feststellten: Es war »*die brutale Tötung eines der KPD angehörenden Arbeiters in der Nacht vom 9. auf den 10. August 1932 in der kleinen oberschlesischen Landgemeinde Potempa durch Teilnehmer eines SA-Ausbildungs-Lehrgangs.*« Das Todesurteil, das ein Sondergericht in Beuthen auf der Basis einer Notverordnung des Reichspräsidenten Hindenburg vom 10. August 1932 gefällt hatte, löste einen Proteststurm in der NSDAP aus. »*Hitler persönlich solidarisierte sich am 23. August in einer Erklärung mit den Verurteilten und drohte der Regierung mit bedingungslosem Kampf.*«[26] Seitdem gab es für meinen Vater keine Diskussion mehr, etwa darüber, ob Hitler nicht doch auch etwas Gutes bewirken könnte und ob man ihn nicht einmal an die Regierung lassen sollte; man werde ja sehen, wie schnell er dann am Ende wäre. Solchen Illusionen hat sich mein Vater nie hin gegeben.

Eine indirekte persönliche Auswirkung hatte die Machtübernahme der NSDAP in Altona für ihn, verbunden mit der Entlassung seines früheren Chefs Grüneberg am Altonaer Kinderkrankenhauses durch den neuen nationalsozialistisch bestimmten Vorstand des Trägervereins. Diese Zwangsentlassung war die Folge des am 7. April 1933 erlassenen »*Gesetzes zur Wiederherstellung des Berufsbeamtentums*«, dem sogenannten Arierparagraphen. Am 24. Oktober 1933 wurde Dr. Grüneberg vom Vorstandsvorsitzenden einbestellt; im Beisein von zwei weiteren Vorstandsmitgliedern teilte dieser ihm seine Entlassung mit. Gemäß Protokoll »*erklärt Herr Sanitätsrat Dr. Grüneberg sich bereit, zum 31. Dezember ds. J.s. aus dem Altonaer Kinderhospital auszuscheiden. Er unterstreicht dabei mit Recht, dass er in den 45 Jahren seiner Tätigkeit am AKK diesem Institut seine ganze Kraft gewidmet habe; er fühle sich auch heute noch nicht zu alt, um den Posten weiter zu versehen, müsse aber wohl den heutigen politischen Umwälzungen, die ihn*

26 R. Marcowitz, Die Weimarer Republik 1929–1932, 5. Aufl. 2018, S. 141f. Vgl. dort Näheres zum Zusammenhang.

ja nicht alleine träfen, Rechnung tragen.«[27] Nach eigener Aussage sei mein Vater nach der Entlassung Grünebergs gefragt worden, ob er dessen Nachfolger werden wolle. Die Vorstellung, er könnte von einer Maßnahme, die sich der »*neuen Zeit*« verdankte und die seinen verehrten Lehrer und Chef auf die Straße setzte,[28] profitieren, schloss jedes Zögern aus, eine Zusage war ausgeschlossen. Mein Vater konnte damals nicht ahnen, dass seine Ablehnung ihm 14 Jahre später den Weg in die Fußstapfen seines früheren Chefs ebnen würde.

Die dann getroffene Nachfolgeregelung bestätigt jedenfalls die Annahme, dass mein Vater aus politischen Gründen gar nicht als Nachfolger von Grüneberg in Betracht kam, denn der Nachfolger erfüllte die geforderten politischen Bedingungen: Dr. Herbert Mook. Als »leitender Oberarzt« trat er zwar erst 1937 der Partei bei, bekleidete aber damals schon den niederen Rang eines Rottenführers des NSKK (NS-Kraftfahrkorps). Außerdem war er als sogenannter Bannarzt mit der Hitlerjugend im Altonaer Bann 31 verbunden.

Reisen

Mein Vater war ein Gern-Reisender, zunächst mit seiner Frau, sobald sie aber groß genug waren, auch mit seinen zuerst zwei, dann drei Kindern. Bevorzugte Reiseziele waren Kampen auf Sylt und Schweighof bei Badenweiler, die Alpen, Italien und Frankreich, und einmal, das war für ihn ein besonderer Höhepunkt, Griechenland. Merkwürdigerweise ist er, obwohl ein Englandverehrer, nie nach England gefahren. Die Fernreisen wurden mit der Bahn absolviert, darunter 1930 nach Venedig mit dem inzwischen befreundeten Zahnarztehepaar Dres. Walter und Else Brügge. Auf dem Weg dorthin verbrachten die vier mehrere Tage in Tirol, unternahmen Bergtouren, einzeln oder gemeinsam, mein Vater mit Führer auf den Ortler. In Venedig wohnten sie im »*Grand Hotel*« auf dem Lido. Gleich am ersten Abend,

27 Zit. in: R. Triebel; Die deutsch-jüdische Arztfamilie Grüneberg und das Altonaer Kinderkrankenhaus 1861–2003, 2018, S. 63, vgl. 54ff.

28 Da Dr. Grünebergs Bitte, den Entlassungstermin auf den 1. April 1934 zu verschieben, abgelehnt wurde, »dürfte er zu Beginn des Jahres 1934 weder Einkommen noch Ruhegehalt haben« (R. Triebel, S. 64).

dessen Eindrücke meine Mutter überschwänglich schildert, widerfuhr den mitreisenden Freunden ein arges Missgeschick, von dem mein Vater aus ernährungsmedizinischen Gründen noch oft sprach. Im Tagebuch meiner Mutter heißt es:

> *Gehen essen (nur wir 2) in gutem Restaurant, darf aber nichts v. Hors d'oeuvre. Anders Brügges. Geraten in ein Restaurant an einem Kanal, aßen allerlei Leckeres. Folge: nachts schwere Magen-Darmerkrankung. Wie recht hatte mein Lieber* (Mann) *mit seiner Vorsicht für mich.*

Da er im Ausland kein Rezept ausschreiben durfte, konnte er den elenden Erkrankten allenfalls mit den mir wohl bekannten Kohle-Compretten helfen. Diese Erfahrung bestärkte eine hypochondrische Phobie meines Vaters gegenüber fremdländischen Speisen, insbesondere gegen Meeresfrüchte.

Reisen mit dem eigenen Wagen sind erst seit dem Kauf des prachtvollen »*Wanderer-Cabriolet*« im Jahr 1931 bekannt. Dieser Wagen ist meiner Mutter lange in Erinnerung geblieben: Später, weit nach dem Krieg, beschrieb sie ihn in ihren Erinnerungen: »*Stahlblau m. gelbem Leder, sehr schön, Gläser-Karosserie, aber für den 4-Zyl.-Motor fast etwas schwer. Herrlich, im offenen Wagen zu fahren: ›Welch schöner Wagen‹, rief ein entgegenkommender Radfahrer.*«[29] Die Eltern holten das Auto eigens im Wanderer-Werk in Chemnitz ab. Im September 1932 nutzten sie wie auch nach dem Krieg in der Regel den jährlichen Kinderärztekongress zu wunderbaren Reisen auf dem Weg hin und zurück vom Tagungsort, in diesem Fall war es Wien, insgesamt vier Wochen, mit der Bahn.

Meine Geburt im Mai 1934 ließ erst in der zweiten Oktoberhälfte eine Reise zu, wieder mit der Bahn. Ich wurde der treuen Pflege beider Großmütter überlassen. Die väterliche war inzwischen in eine Etagenwohnung in der Hauptstraße mit tollem Elbblick gezogen, und meine mütterliche, die seit dem 17. Juni des gleichen Jahres Witwe war, wohnte solange in der elterlichen Wohnung in der Godeffroystraße. Die Wahl des Ziels, Badenweiler, war der Jahreszeit geschuldet; denn wohin konnte man im Spätherbst in Deutschland sonst reisen? Da der Kurort Badenweiler den Eltern nicht gefiel,

29 Vermutlich Typ W 10 als Cabriolet, erstmals mit Linkslenkung, 30 PS und 1,5l Hubraum.

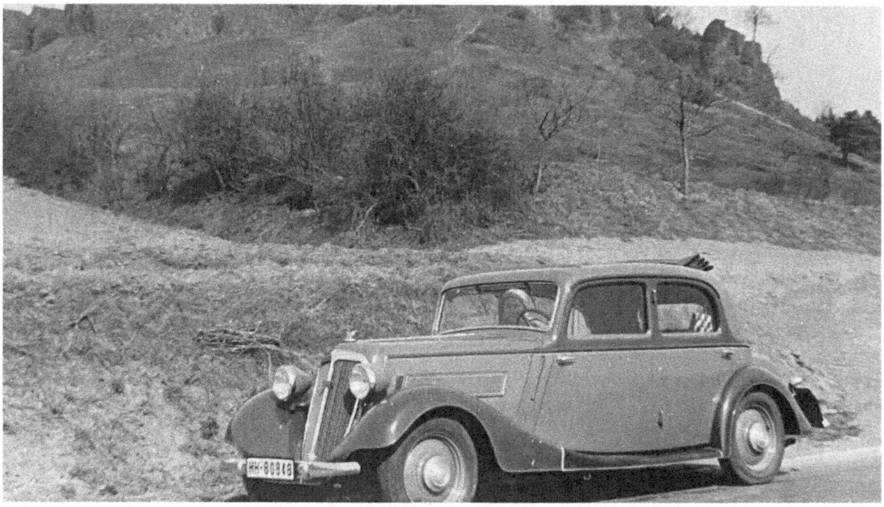

Der Wanderer 1939

entdeckte mein Vater das idyllische Schweighof, fünf Kilometer nordöstlich mit dem urigen Gasthof »*zur Sonne*«. »*Hier in sehr einf. Zimmer m. Bett u. Liege geblieben. Meine Enttäuschung i d. 1. Nacht wurde bald verdrängt durch das ›Klima‹ des Hauses unter d. Hand v. Frau Koger. Es wurde geliebtes Ziel für viele spätere Besuche. Vollpension pro Person 4,50 bei erstklass. Verpflegung.*«[30] Der Aufenthalt begründete eine Tradition, allerdings erst nach dem Krieg. Alle Autoreisen in den Süden, in die Schweiz, Frankreich und Italien, je nach Ort des Kinderärztekongresses, endeten in Schweighof. Mein Vater war zuletzt in seinem Todesjahr 1977 dort, meine Mutter ist ohne ihn nicht wieder hingefahren.

Von Reisen in die nähere Umgebung, in diesem Fall in die Göhrde, ist mir eine köstliche Geschichte in Erinnerung: Als es Zeit war, sich die Haare schneiden zu lassen, fand mein Vater im nächsten Dorf einen älteren Friseur. Der schnippelte und schnippelte und die Frisur wechselte dauernd die Façon; mein Vater wurde ungeduldig und bat schließlich um Radikalkur: »*Alles runter, wie beim Kommiss, 2 mm.*« Als er so zu meiner Mutter zurückkehrte, schlug sie nur die Hände vor die Augen. »*Oh Gott, wie siehst du aus!*« Auch zu solchen Problemlösungen war mein Vater fähig.

30 So in den Aufzeichnungen meiner Mutter.

Vorkriegszeit 1935–1939

Weg in den Abgrund

Seit der »*Machtergreifung*« beschlich meine Eltern, wie gesagt, die Furcht vor einem neuen Weltkrieg, meinen Vater mehr als meine Mutter, die stets zu mehr Zuversicht neigte als mein furchtsamer Vater. »*Von der Bevölkerung* (in Blankenese) *wurde diese Entwicklung*«, die stetig fortschreitende Durchdringung des öffentlichen und privaten Lebens durch die NS-»Bewegung«, »*zunächst mit Zustimmung begleitet.*«[31] Eine aussagekräftige Quelle für diese Darstellung ist das Blankeneser Lokalblatt »*Norddeutsche Nachrichten*«. Meine Eltern lasen sie auch und bezogen daraus neben ihren persönlichen Erfahrungen ihre Informationen über die sie bedrohende Entwicklung. Zu denen, die sie »*mit Zustimmung begleiteten*« gehörten sie allerdings nicht. Spätestens der »Röhm-Putsch« und seine blutige Niederschlagung (30. Juni bis 2. Juli 1934), der insgesamt ungefähr 85 Personen, hohe SA-Führer und auch der Vorgänger Hitlers als Reichskanzler, General Kurt von Schleicher, zum Opfer fielen, brachten Zweiflern letzte Klarheit über das verbrecherische Regime. Die »*Norddeutschen Nachrichten – die führende Tageszeitung des neuen Groß-Altona*« übernahmen die offizielle Version und feierten die Mordaktion als »*Das reinigende Gewitter*«. So titelten sie am 2. Juli 1935 und widmeten ihr die ganze Titelseite.[32]

Nach der Darstellung von Winfried Grützner habe in Blankenese eine »*politische Ernüchterung*« schon vorher eingesetzt; er führt sie zurück vor allem auf »*die rassistischen Vorträge wie den des Lehrers an der Gauführungsschule und Kreisschulungsleiters P.g. (Parteigenosse) Bischoff am 6.6.1935 in der ›Johannesburg‹: ›Die NSDAP und die überstaatlichen Mächte, (…) die Freimaurer und Juden als die erbittertsten Feinde des neuen Deutschlands.‹*«[33] Allenfalls aus den »*Norddeutschen Nachrichten*«, die von solchen Aktivitäten getreulich berichteten, dürften meine Eltern von diesem und anderen

31 W. Grützner, Blankenese. »Ein wahres Paradies von Weltruf!«, S. 41 (40-52).
32 W. Grützner, a. a. O., S. 42.
33 W. Grützner, a. a. O., S. 43, weitere Zitate daraus ebd.

»rassistischen Vorträgen« gehört haben. Die Durchdringung des gesamten Lebens durch die Organe des NS-Systems erfasste meinen Vater vor allem im Zusammenhang mit seinen beruflichen Tätigkeiten. Offenbar sah er sich gezwungen, den Erfordernissen der Zeit Zugeständnisse an das System zu machen: In seiner Entnazifizierungsakte (März 1946) aus dem Staatsarchiv Hamburg[34] finde ich folgende Eintragungen zu »Dr. Schmidt, Max«: Mitglied des Deutschen Roten Kreuzes seit 1930, nach dessen Gleichschaltung Mitglied in der NSV (Nationalsozialistischen Volkswohlfahrt) seit April 1934.[35] Diese Mitgliedschaft war offenbar die Voraussetzung dafür, dass er seine Tätigkeit als Säuglingsfürsorge-Arzt, die er seit 1926 für das Gesundheitsamt Hamburg-Altona ausgeübt hatte, fortsetzen konnte. Daraus könnte sich seine Mitgliedschaft in der NSDAP »automatisch« ergeben haben? Sie datiert von 12/1937, also aus der Zeit, in der nach einer Unterbrechung von Mai 1933 bis April 1937 wieder Mitglieder aufgenommen wurden.[36]

Warum mein Vater darüber, zumindest mir gegenüber, nicht sprach, weiß ich nicht. Er mochte den Widerspruch zu seiner eindeutigen NS-Gegnerschaft empfunden und sich gescheut haben ihn zu erklären. Es gibt zwar keinen Aufnahmeantrag von ihm, aber einen von ihm ausgefüllten Fragebogen. Dann muss er *»versprochen«* haben, *»als treuer Gefolgsmann des Führers die Partei mit allen meinen Kräften zu unterstützen.«*[37] Aus Überzeugung und guten Gewissens kann er das nicht unterschrieben haben, am ehesten mit einer *reservatio mentalis* (innerem geistigen Vorbehalt). Seine Entnazifizierungsakte enthält keine weiteren Angaben; zudem haben die Mitgliedschaften ihm und seinen beruflichen Erfolgen nach Mai 1945 nicht geschadet. Nach Wiedereinführung der allgemeinen Wehrpflicht am 16. März 1935[38] wurde mein Vater von Juli 1938 bis Oktober 1939 zum Sanitätsdienst eingezogen und bis zum April 1945 *»mit 16 Unterbrechungen als Oberarzt im Wehrbezirkskommando V als Musterungsarzt«* eingesetzt.[39] Seine Zugehörigkeit zur Wehrmacht erklärt, dass er verschiedentlich zu Übungen fahren musste.

34 Den Einblick verdanke ich R. Triebel. StA HH 221-11_M.7142 u. 213-12_0017/002.

35 Die NSV wurde am 18.4.1932 durch die Nationalsozialisten als eingetragener Verein gegründet und am 3.5.1933 Parteiorganisation erhoben (Wikipedia, abgerufen am 23.6.2020).

36 Vgl. R. Probst, Die Vermessung der Nazis, in: SZ vom 23.6.2020, S. 12.

37 Ebd. Abdruck eines Aufnahmeantrags.

38 K. W. Tofahrn, Chronologie des Dritten Reiches, 2012, S. 40.

39 StA HH.

Kreise Gleichgesinnter

Im Blick auf die politisch und gesellschaftlich bedrohliche Entwicklung hebe ich drei Ereignisse und die zugehörigen Kreise hervor, die für meine Eltern zu ihrem Überleben der Nazizeit beitrugen. Zuerst das oben erwähnte erzwungene Ausscheiden seines früheren Lehrers und Chefs Dr. Grüneberg aus dem AKK und sein bald darauf erfolgte Tod am 30. August 1934.[40] Daran erlebte mein Vater unmittelbar die Auswirkungen der NS-Herrschaft auf jüdische Deutsche. Der persönliche Kontakt zu ihm war nach der Praxisgründung meines Vaters in Blankenese nicht abgerissen, Konsultationen mit ihm und Einweisungen ins Altonaer Kinderkrankenhaus gehörten ebenso dazu wie persönliche Einladungen. So stammt die erste Eintragung in das Gästebuch, das Grünebergs für ihr Wochenendhaus in der Nordheide angelegt hatten, von meinem Vater. »*Einen ganz wunderschönen Frühlings-Sonntag haben wir hier (…) verbracht. Max Schmidt mit seiner Frau und den beiden Jungens.*«[41] Das traurige Ende des segensreichen, jahrzehntelangen Wirkens Dr. Grünebergs am Altonaer Kinderkrankenhaus ging meinem Vater sehr nahe. Grüneberg hat ihn menschlich und beruflich vielfach geprägt, seinen Namen hörte ich oft aus seinem Mund. Zugleich demonstrierte sein Schicksal meinem Vater unmittelbar die Zeichen des heraufziehenden Unheils über die jüdischen Mitbürger. Bis zu seinem Tod hielten meine Eltern den persönlichen Kontakt zu ihm aufrecht und danach zu seinen Kindern Dr. Franz und Käthe jetzt »Green«, nach deren Ausreise in die USA Ende 1937[42] brieflich.

An zweiter Stelle nenne ich den »*Kösterbergkreis*«, dem meine Eltern – vermutlich seit Beginn – angehörten. Er war nach der »*Machtergreifung*« Hitlers unter der Initiative des »*1933 von den Nazis zwangsweise in den Ruhestand versetzten Landgerichtspräsidenten und Ersten Vorsitzenden des Hamburger Kunstvereins Dr. Robert Johannes Meyer*« von inneren Gegnern des NS-Regimes ins Leben gerufen worden. Weiter beschreibt Triebel den Kreis nicht als eine »*Widerstandsgruppe im engeren Sinne, aber doch als einen losen Verbund bürgerlicher Gleichgesinnter, die sich in der Ablehnung des*

40 Zu Einzelheiten s. R. Triebel, a. a. O., S. 54-71.

41 Briefliche Mitteilung von R. Triebel vom 19.4.2020. Zum Wochenendhaus vgl. ders., a. a. O., S. 86-91.

42 Sie erfolgte am letzten Tag des Jahres 1937, vgl. R. Triebel, a. a. O., S. 119-130.

Nationalsozialismus einig waren.«[43] Die Treffen dienten dem Austausch und der gegenseitigen Stärkung gegen den allgegenwärtigen NS-Geist, vor allem indirekt durch Vorträge über nach außen unverfängliche, allgemeinbildende Themen; politische Themen finden sich aus verständlichen Gründen nicht. Der Kreis bestand aus etwa zehn bis 20 »*bekannten Persönlichkeiten in Blankenese. Der geschlossene Zirkel traf sich etwa einmal im Monat im ehemaligen Gästehaus des Hamburger Bankiers Warburg am Elbhang*«, am Kösterberg. »*Der jüdische Bankier Max Warburg selbst hatte 1934 sein Anwesen an Dr. Meyer und andere vertrauenswürdige Menschen vermietet.*« Wie aus dem Gästebuch meiner Eltern hervorgeht, tagte der Kreis in der Kriegszeit abwechselnd in verschiedenen Privathäusern.

Im Gästebuch meiner Eltern finden sich zwei Eintragungen. Am 28. November 1942 sprach der Ethnologe und Amerikanist Prof. Dr. Ferdinand Franz Termer über »*Die Baukunst der Maya*« mit Lichtbildern. Unter den 19 Teilnehmern finden sich als Freunde meiner Eltern die Ehepaare Daube, der 1936 aus dem Schuldienst entlassene Studienrat Hans Donandt, Prof. Dr. Wilhelm Flitner, Dr. Rudolf Klutmann, Heinrich Müller, Technischer Direktor der Fa. Reemtsma und Kunstmaler, und der Blankeneser Rechtsanwalt und Notar Dr. Hermann Wilmanns, jeweils mit ihren Frauen. Am 3. Juni 1944 fand ein weiterer Vortrag statt zum Thema »*deutsch-romantische Walpurgisnacht*«. Der Vortragende (Name unleserlich, in der Zeit beabsichtigt?) schrieb dazu ins Gästebuch den Goethetext: »*Manches Herrliche der Welt / ist in Krieg und Streit zerronnen; / wer beschütztet und erhält / hat das schönste Los gewonnen.*« Das ist für die Zeit schon deutlich und für die gleichgesinnten Teilnehmer auch verständlich, gegen wen es gemünzt war. Unter den Teilnehmern findet sich dieses Mal erstmals Dr. Carl Sieveking, späterer Hamburger Bürgermeister (1953–1957), mit Frau, auch sie Patienteneltern meines Vaters.

Ein ähnlicher Kreis innerer Regimegegner hatte sich um den genannten Studienrat Hans Donandt und seine Frau Margret am Falkensteiner Ufer gebildet; sie gehörten gleichzeitig zum Kösterbergkreis. Der Donandtkreis traf sich sonnabends unter seiner Leitung, begleitet von seiner Frau am Klavier, am Nachmittag fand eine Art Vorspiel mit Kinder der später zusam-

43 R. Triebel, a. a. O., S. 110 u 119 auch im Folgenden.

menkommenden Erwachsenen statt. Daran nahm ich teil. *»Jan geht jeden Sonnabend zu Herrn Donand(t) und hört mit Andacht biblische Geschichten und ab und zu auch bei der Pfarrhelferin* (im Pastorat von Pastor Richard Schmidt), so schreibt unsere Mutter am 23. November 1944 an meinen Bruder Jürgen. Abends wurden Theaterstücke mit verteilten Rollen gelesen und besprochen, zum Beispiel Schillers *»Johanna von Orleans«*; daran durfte ich, nachdem ich zehn Jahre alt geworden war, zum ersten Mal teilnehmen. Zu den Zusammenkünften gehörte Choralsingen, begleitet von Frau Donandt, *»aber bitte im Bach-Satz«*, wie Herr Donandt bat.

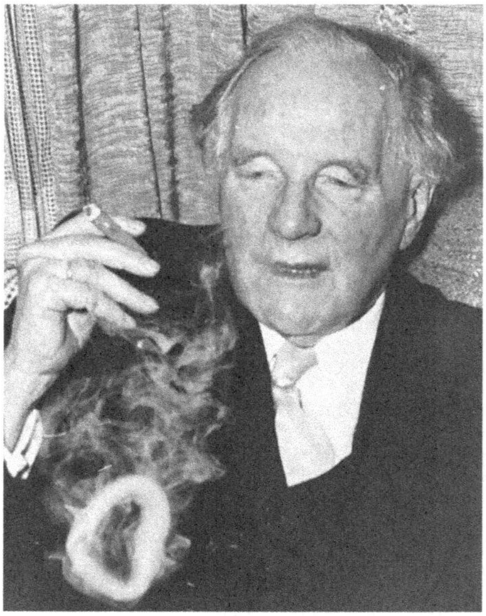

Der Freund und Schriftsteller Dr. Rudolf Klutmann

Als lockeren Freundeskreis veranstalteten meine Eltern vergleichbare Abende. Dieser überschnitt sich mit dem *»Kreis geselligen Verkehrs in den Westvororten Hamburgs«*, den Prof. Dr. Flitner, auch aus dem Freundeskreis meiner Eltern, in seinen *»Erinnerungen«* würdigt. Beide Kreise wurden zusammengehalten durch die Abwehr gegen die *»allgemeine Pressung von außen. (...) Man hatte in jenen Jahren ein Organ dafür entwickelt, wem man sich nähern durfte und wen man zu meiden hatte. Die Jahre der steigenden Not wurden zu Jahren der geistigen Freundschaft von Familien, wie wir sie weder vorher noch nachher so eindringlich erlebt haben«*. Als *»Mittelpunkt des Kreises«* nennt er *den »Schriftsteller Rudolf Klutmann, der Schauspieler im Sprechen auszubilden und überhaupt seine Umgebung rhetorisch wie musikalisch zu beleben verstand.«*[44]

Die Namen Flitner und Klutmann begegnen uns regelmäßig im Gästebuch meiner Eltern. Am 16. Februar 1941 sprach Pastor Wenn über Johannes Kepler, *»der Fürst der Sternenkunde und die große Frage seines Lebens«*,

44 W. Flitner, Erinnerungen 1889–1945, 1986, S. 384 u. 385.

am 4. Juli 1942 Prof. Dr. Flitner über den »Faust«. Am 11. Juli 1942 sprach Herr Gottwaldt über »*Richard Dehmel und die Musik*«. Das war politisch riskant, weil Dehmel zweimal mit einer Jüdin verheiratet war, zuletzt mit der »*jüdisch-deutschen Kunstförderin*« und Frauenrechtlerin Ida, geborene Coblentz.[45] Ida Dehmel nahm sogar an dem Vortrag teil, etwa zehn Wochen vor ihrem selbstgewählten Tod am 29. September 1942. Sie trug sich mit diesem Zitat ihres verstorbenen Mannes ins Gästebuch ein: »*Hoch über aller Menschenfreundlichkeit steht Mensch bei Mensch in Menschenfreudigkeit.*« Gottwaldt hielt am 3. Oktober 1942 einen weiteren Vortrag über »*Meißner Porzellan und Musik*«. Bezeichnend, aber auch riskant, war der Eintrag eines Gastes: »*Das Porzellan und die Musik gefällt mir besser als der Krieg.*« Die Hauskonzerte organisierte Gustav Witt, der Klavierlehrer meines Vaters und meiner Brüder. Mit Nachwuchskünstlern veranstaltete er unter seiner Leitung: am 22. Juli 1940 »*Musikalische Darstellung von ›Rigoletto‹ v. Verdi*«. Das nächste Hauskonzert mit einem Klaviertrio fand am 21. November 1942 statt, mit Werken von Beethoven, Brahms und Mozart. Am 20. November 1943 spielten Barbara Renner, Tochter des befreundeten Dr. Renner, Duos für Geige und Klavier von Vivaldi, Vitali, Beethoven und Mozart.

Eintragungen im Gästebuch spiegeln den zeitgeschichtlichen, politischen und gesellschaftlichen Hintergrund vor allem im Blick auf Teilnehmer jüdischer Herkunft wider: Der Name des jüdisch-stämmigen Dr. Poi Isey (d. i. Oscar Isey) taucht nur am 16. Februar 1941 auf. Er war zu Beginn des Dritten Reiches im KZ Oranienburg inhaftiert und nur durch intensive Bemühungen u. a. von dem mit meinen Eltern befreundeten Rechtsanwalt Hans Willhöft alsbald wieder freigelassen worden. Die Leitung seiner chemischen Fabrik war ihm schon gleich 1933 genommen worden, nach seiner Entlassung durfte er immerhin als Arbeiter in seiner eigenen Firma tätig sein. Zu späteren Veranstaltungen kam nur seine Frau. Sie erzählte mir später, dass sie aufgefordert worden sei, sich von ihrem Mann scheiden zu lassen. »*Ich habe ihm vor einem christlichen Altar mein Ja-Wort gegeben, und das werde ich halten.*« So habe sie geantwortet. In großer Zurückgezogenheit überlebte ihr Mann, auch unterstützt von Freunden, auch meinen Eltern.

45 Wikipedia zu Ida Dehmel, abgerufen 16.6.2020.

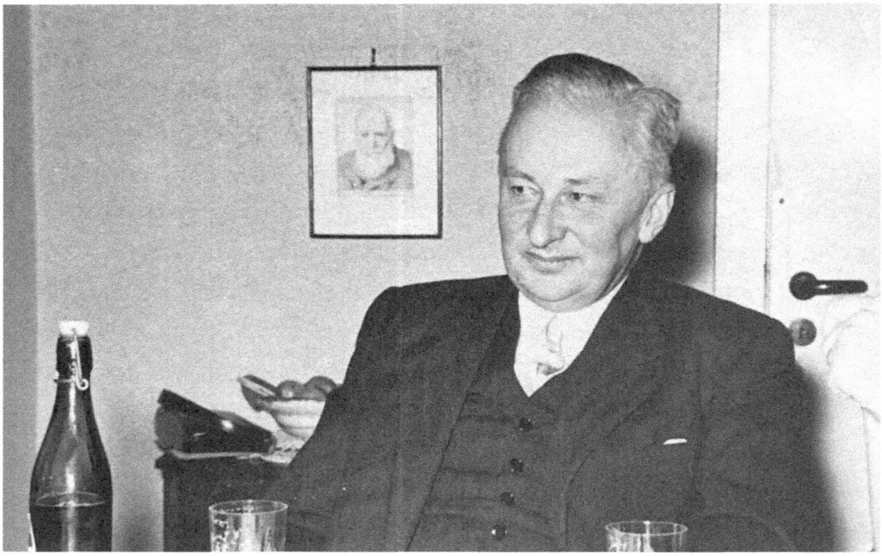

Der engste Freund Rechtsanwalt Hans Willhöft

Die jüdisch-stämmige Frau von Gustav Witt, geborene Löwengard, war laut Gästebuch nur noch am 21. November 1942 beim Hauskonzert ihres Mannes dabei; sie war die Schwester des damals bekannten Hamburger Malers Kurt Löwengard.[46] Seitdem kam Gustav Witt, und zwar relativ häufig, stets allein. Mir fiel auf, dass er ungewöhnlich oft nach Hause telefonierte, während er bei uns war. Erst später begriff ich: Er wollte sich vergewissern, dass seine Frau, allein zu Hause, unbehelligt wäre. Die Gefahr, abgeholt zu werden, war allgegenwärtig. Für Frau Klutmann, geb. Heß, galt dasselbe: Auch sie war nach NS-Nomenklatur »Halbjüdin« und brachte ihrem Mann mehrere Nachteile ein. Anders als die Ehepaare Isey und Witt sind Klutmanns immer zusammen im Gästebuch verzeichnet. Der Freundeskreis war für die ständig Gefährdeten ein »sicherer Hafen« und versicherte ihnen seine Solidarität. Umgekehrt bestärkten sie die anderen in ihrem Widerstand gegen das Dritte Reich.

Von besonderer Bedeutung für meine Eltern war drittens ein Vortragskreis, den der seit 1920 an der Hauptkirche St. Nikolai amtierende Haupt-

46 K. Löwengard war unter dem Druck der Ereignisse noch im Mai 1939 nach England emigriert und starb am 8. Januar 1940 dort eines natürlichen Todes, vgl. M. Bruhns, Kurt Löwengard (1895–1940), ein vergessener Hamburger Maler, 1989, S. 74f. (71-80).

pastor Heinz Beckmann für Interessierte aus ganz Hamburg leitete. Heinrich Jakob Hartwig (Heinz) Beckmann wurde am 8. Juni 1877 in Wandsbek geboren, studierte Theologie und absolvierte sein Vikariat in der schleswig-holsteinischen Kirche. Ab 1910 war er Pfarrer an der Marktkirche in Wiesbaden, bis er 1920 zum Hauptpastor an St. Nikolai in Hamburg berufen wurde. Er starb am 12. August 1939 in Sülzhayn am Südharz. Er war theologisch und politisch liberal, setzte sich ein für die Gleichberechtigung von Theologinnen, ließ die erste Frau zum Zweiten Theologischen Examen zu und geriet 1933 in Konflikt mit seiner deutsch-christlich eingestellten Kirche. So wurde er bei der Bischofswahl 1933 übergangen und verlor ein Jahr später auch seinen Lehrauftrag für Altes Testament. Das Ansehen, das Beckmann bei meinen Eltern genoss, geht auch daraus hervor, dass sie ihre drei Söhne von ihm in seiner Kirche taufen ließen. Die beiden Blankeneser Pastoren, Propst Wilhelm Schetelig und Pastor Richard Schmidt, standen offenbar den gleichgeschalteten »*Deutschen Christen*« (DC) zu nahe.

Zu den Vorträgen hat vermutlich das befreundete Ehepaar Isey meine Eltern mitgenommen. Sie erzählten später davon, darunter von einer besonderen Begegnung: Als mein Vater Beckmann bekannte, er wisse seit Hitler, was Hass sei, habe dieser entsetzt reagiert: »*Das ist ja furchtbar.*« Das bezog sich weniger auf Hitler als auf das für ihn unchristliche Gefühl des Hasses. In ihrer Abneigung gegen Hitler und das Dritte Reich nämlich waren sie sich einig. Wie eng Beckmann mit der Bekennenden Kirche verbunden war, weiß ich nicht. In ihrem »Kirchenkampf« gegen die DC war er sich mit ihr gewiss einig, aber deren orthodoxe Grundhaltung Karl Barths dürfte ihm als einem liberalen Theologen fremd gewesen sein. Näher stand er Paul Tillich, dem anderen Antipoden zu den DC, einem führenden Vertreter der liberalen Theologie. Diese Nähe teilte mein Vater mit ihm: Seine Vorstellung und Rede von Gott basierten nicht allein auf Bibel und kirchlichem Bekenntnis, sondern schlossen die Kenntnisse der Natur und Naturwissenschaft ebenso ein wie »*die Tiefe des menschlichen Seins*« (Tillich). Von dem, was Pastor Beckmann in seinen Bibelauslegungen vortrug und was seine Zuhörer ansprach, gibt seine »neue Bibelerklärung« eine Vorstellung.[47] Nach einer weithin Luther folgenden Übersetzung wurden metho-

47 Erschienen als »Das lebendige Wort«, 1920.

disch geleitet die einzelnen Textabschnitte allgemeinverständlich erklärt, basierend auf dem damaligen Forschungsstand der historisch-kritischen Bibelwissenschaft. Als Anhaltspunkte seiner Textanalysen dienten ihm religions- und allgemeinhistorische Kenntnisse, innerbiblische Bezüge, vor allem Rückgriffe auf das Alte Testament im Neuen, aber auch menschlich religiöse Wesenszüge. Seine Arbeit verstehe ich als Erfüllung von Friedrich Schleiermachers Programm aus seinen »*Reden über die Religion an die Gebildeten unter ihren Verächtern*« (1799). »*Verächter*« der Religion waren die um ihn Versammelten zwar nicht, wohl aber der gleichgeschalteten Evangelischen Kirche. Das liberale Christentum Pastor Beckmanns gefiel meinen Eltern und öffnete ihnen den Weg, auf dem sie ihrer beider belastende Erfahrungen mit der Amtskirche hinter sich lassen konnten.

Familienleben

Unter dem sich ständig verfinsternden politischen Himmel gedieh ihm zum Trotz das Familienleben im neuen Haus und Garten, für uns Kinder ein Paradies. Die Praxis wuchs und brachte gute Einkünfte; neben der Tilgung der Schulden ließen sie auch die Anschaffung eines großen Autos zu und wunderbare Reisen. An den letzten großen Wagen vor dem Krieg erinnere ich mich noch dunkel. Es war ein Wanderer der Autounion W 23 mit einem 2,65 l Hubraum 6-Zylinder-Motor, Schiebedach, hellem Lederpolster, 66 PS stark und maximal 115 km/h schnell (seit 1937 gebaut). Wir alle haben dieses Auto geliebt, auch wenn es nur eine kurze Zeit war; es musste zu Beginn des Krieges abgegeben werden. Bis zum Jahr 1937 fuhren die Eltern allein vor allem in die Alpen und nach Italien: 1935 ins Allgäu, nach Monte Pana und Florenz; 1936 nach Bozen und Florenz. In Brixen lernten sie vor ihrem Hotel »*Elefant*« Hans Klepper kennen, den Inhaber der Klepperwerke, bekannt vor allem durch die zwar praktischen, aber wenig geliebten Kleppermäntel. Rasch wurde daraus eine lange währende Freundschaft, befestigt durch dessen Einladung, mit ihm nach Venedig zu fahren. Auf der Rückfahrt besuchten sie ihn in seinem Haus in Rosenheim. Zu fast allen folgenden Reisen nach Bayern gehörte ein Besuch in Rosenheim bei Kleppers.

Die erste weite Reise mit meinen Brüdern wurde auch zur schönsten, im

Sommer 1937 nach Corvara in den Dolomiten. Von dieser Reise schwärmten meine Brüder noch lange. Von einer weiteren Italienreise erzählten die Eltern noch oft. Der Anlass war ein internationaler Ärztekongress in Rom im November des gleichen Jahres. Besonders eindrücklich war ihr Abstecher nach Paestum, Capri und Neapel mit Aufstieg auf den Vesuv. Die wunderbar erhaltenen, großartigen Tempel von Paestum erlebten sie noch in naturbelassener Umgebung, ohne Abzäunungen und fast menschenleer, sie konnten frei durch die Tempel streifen. Die reiche Fotoausbeute, die mein Vater mitbrachte, ist mir in lebhafter Erinnerung.

Im Jahr 1938 mehrten sich die Anzeichen des kommenden Weltkriegs. Den Abschluss einer ganzen Reihe tief einschneidender Ereignisse bildete die Münchner Konferenz mit Mussolini, Chamberlain und Daladier. Kurzfristig wirkte sie beruhigend, zugleich aber nahm sie Widerstandskräften Wind aus den Segeln; den Kriegsbeginn konnte sie nur verzögern.

Aus dem Jahr 1939 datieren meine ersten klaren Erinnerungen. An Pfingsten fuhr die übrige Familie ins Weserbergland, zu meinem Kummer wieder ohne mich. Ich erinnere mich an ihre Abfahrt darum, weil ich meinen kleinen Teddy auf dem Kotflügel des Autos habe sitzen und mitfahren lassen; zu mir ist er nicht zurückgekehrt. Dann aber kam die Sommerreise nach Grainau an der Zugspitze, und diesmal durfte ich mit. Diese Reise kurz vor Kriegsausbruch hat sich mir tief eingeprägt, durch den ganzen Krieg hindurch bildete sie für mich den Inbegriff von Frieden. Am 8. Juli trat die Familie die Reise mit der Bahn an, zunächst noch ohne den Vater und meinen ältesten Bruder Jürgen. Erst am 22. Juli kamen Vater und Jürgen nach, dieser nach seinem HJ-Lager völlig überanstrengt. Das Wetter war wechselhaft, erlaubte zwischendurch Baden im Bader- und Eibsee und Bergtouren. Der Weg durchs eindrucksvolle Höllental bis zum Kreuzeck ist mir bis heute im Gedächtnis. Für meinen Vater und seinen Ältesten war der Aufstieg auf die Alpspitze ein Höhepunkt der Reise.

So wunderbar die Zeit in Grainau war, der kommende Krieg verdüsterte vor allem die Stimmung unseres Vaters. Meine Mutter musste ihn wiederholt ermuntern, nicht immer so bedrückt dreinzuschauen und uns Kindern die Freude zu nehmen. Einschränkungen beim Essen und Benzinknappheit, die lange Schlangen an den Tankstellen signalisierten, trugen das ihre bei. Vor der Abfahrt nach Hause blieb noch Zeit für den obligatorischen

Abstecher nach Rosenheim zu Kleppers, er brachte uns nach München an die Bahn. Nach fünf Wochen im Paradies waren wir am 15. August wieder zu Hause. Die gewachsene Kriegsgefahr veranlasste meine Eltern, Gegenstände noch zu kaufen, die es alsbald nicht mehr geben würde. Auf Drängen seines Bruders kaufte mein Vater einen Steinway-Flügel. Mit ihm sind viele schöne Erinnerungen verbunden an Hauskonzerte und das Spielen meiner Eltern und meiner Brüder. Eine andere nützliche Anschaffung waren Fahrräder für alle Familienmitglieder, je nach Alter und Größe. Das Fahrrad für meinen ältesten Bruder ist später auf mich übergegangen; ich fahre es noch heute.

Der Zweite Weltkrieg 1939–1945

Familien- und Praxisalltag

Eine scharfe zeitliche Grenze zur Zeit des Krieges kann ich nicht ziehen. Sie wird eher durch meine seitdem schärfer werdenden Erinnerungen markiert. Außerdem änderte sich unser häusliches Leben seit Kriegsbeginn zunächst nur wenig, ab 1943 aber rasant. Der Tag begann mit dem gemeinsamen Frühstück meistens etwa um 7.15 Uhr, zeitig genug für uns Schüler, um pünktlich um 8 Uhr in der Schule zu sein, entweder in der Gorch-Fock-Schule in der Karstenstraße oder in der »*Oberschule für Jungen*« in der Kirschtenstraße, dem heutigen Gymnasium Blankenese. Frühzeitig genug auch für meinen Vater, wenn um 8.30 Uhr die Praxis öffnete.

Die Praxiszeiten umfassten die ganze Woche, ausgenommen Donnerstag- und Sonnabendnachmittag. Am Sonnabend war selbstverständlich vormittags Praxis wie auch Schulzeit. Nicht selten kam mein Vater noch müde zum Frühstück. Dann war er in der Nacht zu einem fiebernden Kind gerufen worden. Er war, wenn er zu Hause war, auch nachts immer über das von ihm oft verfluchte Telefon zu erreichen, und wenn ein Anruf kam, ging er hin, meist geduldig. Aber er konnte auch heftig reagieren, wenn das Kind schon länger krank war. Seinen Zornesausbruch überraschte manchen Anrufer nicht: »*Wat schimpt Se denn, Se kümmt scha doch!*« Was sollte mein Vater noch sagen? – mit ersticktem Grimm fuhr er mitten in der Nacht los. Wie das Frühstück wurden in der Regel alle Mahlzeiten gemeinsam eingenommen. Seit der Übersiedlung unserer Großmutter Reyer in unser Haus gehörte auch sie zur Familienrunde; sie hatte ihre in den schweren Angriffen Ende Juli 1943 beschädigte Wohnung in Winterhude aufgegeben und anderen total ausgebombten Verwandten überlassen. Im letzten Kriegsjahr kam noch die Schwester meiner Mutter mit ihrem Mann hinzu, nachdem ihre Wohnung im Hohenzollernring in Bahrenfeld zerstört worden war.

Erst später begriff ich, welch ein Segen es für uns Kinder war, dass wir fast immer unseren Vater zu Hause hatten, vor allem zu den Mahlzeiten. Auch der Praxisbetrieb fand im eigenen Haus statt; zwar waren wir in der

Praxiszeit zu Ruhe angehalten – kein Klavier-, Flöte- oder Geige-Üben und kein Toben mit Freunden. Aber unser Vater war zu Hause, für alle spürbar, vor allem, wenn er über eine unverständige Mutter seinem Zorn freien Lauf ließ. Solche Wutausbrüche musste in der Regel meine Mutter aushalten; sie hatte allerdings dazu eine wirksame Methode des Ausweichens entwickelt: Wenn sie in der Küche ihren wutschnaubenden Mann mit lauten Schritten aus der Praxis über den langen Flur heranstürmen hörte, verschwand sie flugs hinter der nach innen aufgerissenen Küchentür: »*Oh, nicht da*« – enttäuscht, aber abgekühlt kehrte mein Vater in die Praxis zurück und setzte seine Arbeit mit den hoffentlich zur Vernunft gekommenen Müttern fort.

Überhaupt, die Mütter waren oft die eigentlichen Patienten: Wenn z. B. ein Kleinkind schrie und sich nicht beruhigen konnte, bat mein Vater die verzweifelte Mutter hinaus und – der Schreier verstummte meistens sofort. Über unvernünftige Mütter regte sich mein Vater gern und oft auf, ebenso aber rühmte er vernünftige, die ihm seine Arbeit erheblich erleichterten. Für eine »*vernünftige Mutter*« gibt es ein wunderbares Beispiel: Mein Vater wurde zu einem fiebernden Kind gerufen; und als er ins Krankenzimmer trat, warf er einen kurzen Blick auf das kranke Kind und wandte sich einem Spinett zu, das gegenüber dem Bett stand und das er sogleich erspäht hatte. Mit der »*vernünftigen*« Mutter unterhielt er sich darüber und probierte einige Töne aus. Wie die Mutter mir später erzählte, hatte sie das ungewöhnliche Verhalten meines Vaters sofort richtig gedeutet, als überzeugendes Zeichen dafür, dass es um ihr Kind nicht schlimm stünde. Der Verlauf der Krankheit bestätigte seine schnell getroffene Diagnose. Natürlich war das eine Ausnahme im Praxisalltag, in welchem Kinderzimmer steht schon ein Spinett! Eine andere »*vernünftige*« Mutter wurde später meine Schwiegermutter: Während des Kriegs, als ihr eigener Mann als Arzt eingezogen war, ging sie mit ihren beiden Töchtern zum Impfen oder im Krankheitsfall zu meinem Vater. Zu wem denn sonst? Es gab in Blankenese keinen anderen Kinderarzt.

Nach diesen Beispielen erwies sich also eine »*vernünftige*« Mutter durch Ruhe und Besonnenheit, nüchterne Einsicht, dass Krankheiten zumal bei Kindern zum Heranwachsen gehören und meistens von selbst heilen, und nicht zuletzt durch Vertrauen zum Arzt und zu ihren Eltern. Aufgeregtheit oder gar mitgebrachte, fertige Diagnose und Therapie oder Erwartung von starken Mitteln, später vor allem von Antibiotika, galten ihm dagegen als Zeichen von Unvernunft. Da mein Vater seine Reaktion auf solches Verhalten nie verbergen konnte, waren manche »*unvernünftige*« Patienteneltern enttäuscht und kamen nicht wieder. Die Beliebtheit meines Vaters war also nicht grenzenlos. Vor allem die, wie es auf Hamburgisch heißt, »*begöscht*«[48] werden wollten, waren bei ihm an der falschen Adresse. Nach der Vormittagspraxis, und bevor er auf Praxistour fuhr, nahm mein Vater in der Regel ein zweites Frühstück: Die übliche Pampelmuse, solange sie es noch gab, war ihm vorbehalten; das ebenso übliche »Fachinger« war wegen fehlender »Brause« vor uns Kindern sicher, ebenso »Promonta«, ein Stärkungsmittel. Mein Vater brauchte es ebenso wie starken Kaffee. In der schlechten Zeit, als Bohnenkaffee rar war, hatte mein Vater oft einzelne Bohnen in der Tasche und zerkaute sie zwischendurch.

Bis Kriegsende gehörte an jedem Donnerstag um 14 Uhr die kostenlose Fürsorgestunde der NSV zum Wochenprogramm, sie fand in der Schule in Rissen statt. Im Sommerhalbjahr war diese Tätigkeit, wenn das Wetter es zuließ, mit anschließendem Strandleben mit der Familie in Wittenbergen verbunden. Unsere Mutter und wir Kinder nahmen die S-Bahn nach Rissen, trafen dort unseren Vater und fuhren mit ihm zum Gasthaus »*Am Leuchtturm*«. Das waren wunderbare Stunden, da hier damals noch in der Elbe gebadet werden konnte. Ein Mittagsschlaf, und sei es auch nur für eine Viertelstunde, gehörte fest zum Tagesablauf des Vaters. Er hatte fast rituellen Charakter wie so manche Gewohnheit, darum erinnere ich mich auch genau: Wenn er vom Essen früher aufstand und nach oben ging, dauerte es nicht lange, dass wir seine Schuhe zu Boden fallen hörten, das Geräusch habe ich noch im Ohr. Wir wussten dann: Gleich legt er sich hin und schläft sofort ein. Nachmittags brauchte er dann seinen Kaffee, gemeinsames Kaffeetrinken gab es nur am Sonnabend und Sonntag. Erst zum Abendessen versammelte sich wieder die ganze Familie, meistens um 7 Uhr, nicht selten auch später, wenn die Patientenbesuche länger als üblich dauerten. Wenn die Eltern, z. T. auch meine älteren Brüder, abends noch etwas vorhatten, Theater, Oper, Konzert oder manchmal auch Kino, dann wurde individuell gegessen.

48 »Begöschen« heißt, »jmd. Besänftigen, durch gutes Zureden beschwichtigen und vor allem Kinder, die sich wehgetan haben, trösten« (P. Schmachthagen; Sprechen Sie Hamburgisch? 2. Aufl. 2009, S. 55).

Schön und gemütlich waren die Abende, in denen die Eltern zu Hause waren: Mein Vater saß im Sessel und las, ein Rotweinglas auf der Sessellehne balancierend, gefüllt mit dem »*natürlichen Getränk der Norddeutschen*«, wie er Bismarck zitierte oder auch Wilhelm Busch: »*Rotwein ist für alte Knaben eine von den besten Gaben.*« In solchen kostbaren Stunden mochte er es gar nicht, wenn meine Mutter noch Rechnungen schrieb – er tat es nie – oder anderes Schriftliches erledigte. Gern las er nämlich aus dem vor, was er gerade las, oft Goethe oder Thomas Mann, doch auch Kant, und dazu brauchte er seine Frau als Zuhörerin. Bei den Mahlzeiten führte mein Vater das Wort, meist politischen Inhalts und dann mit gefährlich offenen Worten über den verhassten »*Führer*«. Gott sei Dank, konnte er sich auch der beiden Angestellten sicher sein, dass sie dicht hielten gegenüber möglichen Spitzeln. Dass auch ich nichts ausplauderte, dafür sorgte mein Bruder Peter; wir schliefen zusammen, und abends nutzte er die Zeit vor dem Einschlafen, um mich aufs Dichthalten einzuschwören. Er war von uns dreien der politisch wachste und bestens informiert. Er hatte ein Detektorgerät, mit dem wir, stromunabhängig, jeder Zeit Radio hören konnten. So erinnere ich mich, dass wir 1946 die Urteile vom Nürnberger Kriegsverbrecherprozess hörten: mehrfach »death by hanging«.

Selten saß mein Vater abends am Flügel und probierte vorsichtig den Anfang des ersten Satzes der ersten Beethoven-Sonate. Wie soll die aufsteigende Figur zu Beginn gespielt werden? Noch heute klingt es mir im Ohr. Bis in die Kriegszeit hatte er noch Klavierunterricht bei dem befreundeten Gustav Witt, der die Hauskonzerte bestritt. Aber alsbald war keine Zeit mehr zum Üben und zum Unterricht. Nach den Praxiszeiten, vormittags von 8.30 bis 11 Uhr, nachmittags von 15 bis 17 Uhr, machte mein Vater, meistens mit einem von uns Kindern, seine ausgedehnten Besuchstouren. Da während des Krieges die Patienteneltern keine Autos haben durften und dann erst nach der Währungsreform die Zahl von Privatautos zunahm, fuhr mein Vater zu fiebernden Kinder ins Haus. Für uns Kinder war das Mitfahren wunderbar: Wir hatten den Vater für uns! Er erzählte viel, und wir konnten über alles schwatzen. Vor allem lernten wir Blankenese und Umgebung kennen.

Wenn wir Kinder selbst krank wurden, wurden wir schon bei den ersten Anzeichen prompt ins Bett gesteckt und blieben dort, bis wir wieder fieberfrei waren. Unter therapeutischen Maßnahmen hatten alte Hausmittel Vorrang: Wadenwickel bei Fieber, Schals um den Hals und Wärmflaschen bei Bauchweh. Dazu gab es einige Standardmittel wie Adsorgan und Kohle-Compretten bei Durchfall, Festal bei Magenbeschwerden, Gelonida antineuralgica bei heftigen Kopfweh. Im Übrigen galt: Der Mensch wird meistens von selbst wieder gesund. Kranksein hatte für uns Kinder auch eine erfreuliche Seite: In solchen Fällen kaufte unser Vater bei »Spielwaren Roth« in der Blankeneser Hauptstraße für den Kranken ein »*Kösterschiff*«. Diese hölzernen Modellschiffe fertigte ein Blankeneser Künstler mit Namen Köster, später im Altonaer Museum ausgestellt. Kösterschiffe gab es allerdings auch schon mal zu Weihnachten. Apropos Weihnachten: Jedes Jahr wiederholte sich die gleiche Debatte, ob der bunt geschmückte Baum auch Lametta haben sollte. Mein Vater führte die Debatte, und jedes Mal ließ meine Mutter ihn entscheiden. Als typischer Kinderarzt überlegte er lange, bis er selbst mit spitzen Finger vorsichtig einzelne Lamettafäden in die Zweige hängt, »*Vorsicht, nicht zu viel!*« Am Vorabend wurde das Wohnzimmer mit einem Bettlaken vom Esszimmer abgetrennt. Heiligabend wurde es dann mit Klavierspiel meiner Mutter und Gesang »*Ihr Kinderlein kommet*« geöffnet. Zu Höhepunkten gehörte, dass mein Vater sich zu mir auf den Boden legte und mit der Märklin-Aufzieheisenbahn mitspielte; die beiden älteren Brüder hatten eine elektrische Trix-Eisenbahn, bauten sie auf, erweitert um neu geschenkte Teile, und spielten damit für sich.

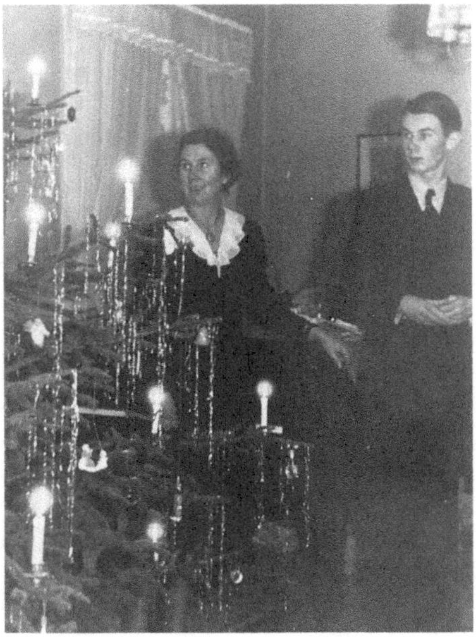

Weihnachtsbaum 1950 mit Lametta. Mutter Hertha und Sohn Jan

Zu den jedes Jahr wachsenden Weihnachtsutensilien gehörten Erzgebirgsengel und kostbarer Weihnachtsbaumschmuck. Die ersteren waren teils fliegend und wurden in den Baum gehängt, teils stehend oder sitzend je nach Instrument, das sie spielten; mit der Zeit bildete sich ein kleines Orchester von etwa zehn bis zwölf Figuren. Der Baumschmuck wurde eines Jahres durch einen Glasbläser erheblich erweitert, der in der Schule seine Kunst vorführte und den meine Brüder dort erlebten. Die Eltern gingen hin und kauften eine ganze Reihe kleiner Tiere wie Elefant, springender Hirsch, stehendes Reh, oder auch eine gelbe Mondsichel. Später, als wir drei Söhne alle verheiratet waren, erweiterte unser Vater sein Weihnachts-»*ritual*«: Jeden Weihnachten schenkte er seinen drei Schwiegertöchtern meistens eine zarte Glaskugel mit einem weihnachtlichen Inhalt. Überhaupt liebte unser Vater kleine aus Holz oder Metall gefertigte Spielsachen wie eine Postkutsche, eine winzige silberne Lokomotive, kleine Autos oder auch Figuren. Sie fanden ihren Platz neben den Sammeltassen in dem Glasaufsatz des Esszimmerbuffets.

Im Herbst gab es ein besonderes »*Männerunternehmen*«: Zur Zeit der Kastanienreife wanderte unser Vater mit uns Söhnen an einem freien Nachmittag das letzte Stück der Rissener Landstraße hinab, die von Kastanienbäumen gesäumt war, und sammelten Kastanien; die wurden dann in den Hirschpark zu den Hirschen und Rehen gebracht. Am Ziel, dem Bahnhof Rissen, kehrten wir ein und nahmen meist eine Fleischbrühe. Je nach Wetter war es jedes Mal eine leicht abenteuerliche Unternehmung, wir und unser Vater – und das genossen wir ebenso wie er. Zu den für mich unvergessenen Unternehmungen meines Vaters mit mir gehören gelegentliche Fahrten in die Hamburger Innenstadt mit der S-Bahn bis Dammtor. Ziele waren die Firma Steinway, damals noch am Gänsemarkt, Buchhandlungen und Antiquariate. In der Notenabteilung von Steinway kam es regelmäßig mit einem älteren Verkäufer zu einem lebhaften Gespräch über die Pflege unseres Steinway-Flügels: Jedes Mal erkundigte sich der Herr, wer den Flügel denn stimme und warte, jedes Mal reagierte er auf die Antwort meines Vaters, das tue wie seit Jahren der uns vertraute Stimmer, mit dem gleichen Entsetzen. Unter Händeringen immer die gleichen Worte: »*Herr Doktor Schmidt, ist es möglich!? Wie können Sie Ihr wertvolles Instrument einem »normalen« Klavierstimmer anvertrauen?!*« Dieses Spiel führte er mit einer solchen Perfektion auf, dass wir beide jedes Mal, wenn wir kamen, darauf warteten. Mein Vater spielte diese fast zum Ritual gewordene Szene immer wieder. Er hatte Spaß an skurrilen und besonderen Menschen und

Vorliebe für Schabernack; besonders wenn die »Opfer« mitspielten; er war eben ein großes Kind geblieben.

Der Hang meines Vaters zu Buchhandlungen, auch auf Reisen in fremden Orten, deutet auf seine Liebe zu Büchern hin: Je nach seiner knapp bemessenen Zeit las mein Vater gern und, da er ein beneidenswert gutes Gedächtnis hatte, behielt auch das Gelesene und konnte davon erzählen. Ein spezielles Beispiel für seine Vorliebe, mit anderen, vor allem mit vornehmen Herren Spaß zu treiben, fand im vornehmen Polo-Club in Klein Flottbek statt. Keiner aus der Familie war dabei gewesen, aber er erzählte die Geschichte zu seinem eigenen Spaß immer wieder: Vermutlich aufgrund seiner veterinär-medizinischen Tätigkeit während des Ersten Weltkriegs war er gebeten worden, im Club ärztlichen Notdienst zu versehen. Aus Jux und Dollerei äußerte er eines Tages im Kreis der Polospieler seine Beobachtung: »*Sehen Sie mal, lahmt dieser Braune nicht ein wenig an seiner linken Hinterhand?*« Die Angesprochenen schauten genau hin, wurden stutzig, wiegten ihre Köpfe und – fielen darauf rein: »*Donnerwetter, Herr Dr. Schmidt, alle Achtung, Sie haben ja einen ausgezeichneten Blick.*« Dass ihm dieser harmlose Spaß ausgerechnet im hochfeinen Polo-Club gelungen war, erfüllte meinen Vater mit besonderer Freude. Ob das Ganze ein Nachspiel gehabt hat und welches, ist nicht überliefert.

Unter dem Druck des Krieges

Im Unterschied zum Ersten Weltkrieg, der vielen noch in lebendiger Erinnerung war, erfasste das Kriegsgeschehen dieses Mal auch das eigene Land und die Zivilbevölkerung, vor allem durch die im Lauf der Jahre immer intensiveren Luftangriffe. Deshalb wurden bereits vor Kriegsausbruch am 1. Sept. 1939 Vorbereitungen und Maßnahmen für den Luftkrieg getroffen. Bereits am 26. Juni 1935 wurde reichsweit ein Luftschutzgesetz verfügt.[49] Dazu gehörten Verdunkelung aller Fenster, Schutz der Kellerfenster durch Betonblöcke, Einrichtung eines Luftschutzkellers, bei uns im zentralen Kellerraum, Einbau zusätzlicher Holzstützen und einer Gasschleuse, für den

49 H. Brunswig, Feuersturm über Hamburg, 5. Aufl. 1982, S. 16.

Fall der Verschüttung Markierung von Ausgängen aus dem Luftschutzkeller an den Außenwänden, Installation von Drahtfunk über Telefon für Fliegeralarm. Zur gleichen Zeit wurde in der Hamburger Presse unter der Überschrift »*Gerechte Verteilung lebenswichtiger Verbrauchsgüter*« angekündigt, »*daß für ›gewisse Lebensmittel‹ die Bezugsscheinpflicht eingeführt werden muß*«. Für »*Normalverbraucher*« waren als Wochenmengen vorgesehen: »*200 g Fleisch, 250 g Fette, 500 g Zucker, 150 g Graupen, 90 g Butter, 80 g Käse oder 150 g Frischquark, 1½ l Milch.*«[50] Im Lauf des Krieges wurden solche Rationierungen laufend verknappt.

Im ersten Kriegsjahr 1940 begann für mich die Schule. Regelmäßig musste zu Anfang und Ende der Ferien der lästige Fahnenappell ertragen werden, mit einer Ansprache des Rektors und dem mit mühsam hoch gehaltenem rechten Arm, oft gestützt vom linken, unter Absingen des Horst-Wessel-Liedes und des Deutschlandliedes. Meine erste Lehrerin, eine junge, fröhliche Frau, machte mir die Schule schmackhaft, sie blieb aber leider nur ein halbes Jahr, wurde dann eingezogen. An ihre Stelle trat das für uns damals uralte »*Fräulein*«. Sie war zwar freundlich, aber langweilig, denn schon bald hingen uns ihre ständigen schwärmerischen Hitlergeschichten zum Hals heraus. Für mich bildeten sie das ganze Gegenteil zu dem, was ich zu Hause hörte. Trotzdem fragte ich meinen Bruder Peter abends im Bett: »*Sag mal, warum sagt Papi immer ›Hitler ist ein Schwein‹«?* Mein Bruder hatte genau die Gefahr erkannt, dass ich so etwas auch außerhalb des Hauses äußern könnte, und beruhigte mich: »*Du weißt doch, dass Papi leicht wütend wird und dass er dann etwas sagt, was er eigentlich gar nicht so meint.*« Gott sei Dank hatte Bruder Peter Autorität genug, dass ich ihm glaubte. Wie er auch sonst eine bemerkenswerte Art hatte, mich etwa im Luftschutzkeller oder bei anderen Gefahren zu beruhigen. Ihm verdanke ich auch die Gewissheit, die er gleich nach den ersten Bombenangriffen ab Mai 1940 aussprach: »*Unser Haus bleibt heil!*«

Nach Kriegsbeginn musste mein Vater schweren Herzens seinen schönen 6-Zylinder-Wanderer abgeben, er verbrauchte zu viel Benzin und wurde für Kriegszwecke requiriert. Dafür erhielt mein Vater einen DKW-Kleinwagen vom Typ F 8. Mit diesem bescheidenen, aber stabilen Wagen erlebten mein

50 Ebd.

Vater und wir Kinder als oft Mitfahrende viele dramatische Vorkommnissen; sie häuften sich gegen Ende des Krieges wegen zunehmenden Alters des Wagens, schwieriger Reparaturen, mangelnder Ersatzteile. Die Reifen bereiteten gegen Ende des Krieges und danach bis zur Währungsreform 1948 immer mehr Probleme. Die täglichen Pannen auf den beschädigten Straßen und unbefestigten Wegen erschwerten seine Patientenbesuche, sie erreichten einmal den Spitzenwert von fast 20 Pannen in einem Monat! Jedes Mal musste Franz Spieker helfen, Pächter der Esso-Tankstelle am Ende der Elbchaussee, gegenüber der Bahnhofstraße. Zwar erhielt mein Vater Bezugsscheine für neue Reifen, einmal bekam er sogar einen (!) neuen Reifen, ließ ihn aber leider auf dem Ersatzreifenplatz außen auf der Heckklappe montieren mit dem Ergebnis, dass er ihm prompt geklaut wurde. Bezugsscheine hin oder her, der Reifenhändler beteuerte, dass er keine Reifen habe.

Hinzu kamen schneereiche Winter (die es damals noch gab!), Schaufel und Spaten waren dann stets an Bord: Wie oft musste der Wagen aus einer Schneeverwehung ausgegraben werden! Weitere Schwierigkeiten brachte die Lage der Garage im Kellergeschoss unseres Hauses mit sich. Da vor der Ausfahrt direkt der schmale Fußweg lag, musste immer einer von den Hausbewohner aufpassen und sich nähernde Fußgänger zurückhalten, wenn mein Vater mit einem notwendigen Schwung aus der Tiefe hervorkam. Im Winter bei Schneetreiben verlangte die zugeschneite Auffahrt erhöhten körperlichen Einsatz: Vor allem bei – häufigem – Westwind schneite die Auffahrt rasch zu und musste z. T. mit Wannen vom Schnee befreit werden. Später, als der Motor morgens immer häufiger streikte, erwies sich die Auffahrt von Nutzen: Zwei von uns schoben den Wagen so weit als möglich die Auffahrt hoch, sodass mein innen sitzender Vater mit eingelegtem zweiten oder dritten Gang und schleifender Kupplung den Wagen wieder hinunterrollen lassen und den Motor zum Laufen bringen konnte.

Der Winter brachte außerdem mit sich, dass auch die Frontscheibe im nicht heizbaren Wagen einfror. Es gab zwar eine zusätzliche Scheibe mit Heizfäden, die hinter die Frontscheibe geklemmt wurde, diese aber pflegte zu beschlagen und schuf das nächste Sichthindernis, da man nicht an den Beschlag herankam. So bescheiden der DKW war, er machte seinem Namen »Deutscher Klein-Wagen« ebenso Ehre wie der volkstümlicher Deutung »Das kleine Wunder«. Er hatte Frontantrieb, wurde in zwei Ausführungen als »Reichsklasse« und der besser ausgestatteten »Meisterklasse« gebaut und hatte einen Zweizylinder-Zweitaktmotor, ein Dreiganggetriebe mit »Krückstockschalthebel« in der Mitte des Armaturenbretts sowie »auf einem stabilen Stahl-Zentralkastenrahmen eine DKW-typische kunstlederbespannte Sperrholzkarosserie«.[51] Wie es mein Vater von seinen früheren, schönen großen Wagen gewohnt war und wie er es bis zuletzt tat, wurde auch dieser ständig gewaschen; zuständig dafür war wieder Franz Spieker: Mit bemerkenswerter Geduld und Verlässlichkeit holte er während der Sprechstundenzeit den Wagen ab, wusch ihn und brachte ihn wieder zurück. Als der Wagen ihm eines Tages von der Hebebühne fiel und das stählerne Chassis brach, half ihm ein Kollege von einer Opel-Werkstatt. Er schweißte den Bruch – und mein Vater erfuhr erst nach dem Tod des Unglücksraben Franz Spieker von dem Schaden.

Während des Krieges waren die Fahrten nicht immer angenehm; es konnte Alarm kommen. Dafür gab es strenge Regeln: »*Ab 12.9.1942 wurde von den Luftschutzsirenen am Tage (und ab 26.11.1943 auch nachts!)* das *Signal ›Öffentliche Luftwarnung‹ (drei Dauertöne) gegeben. Es sollte anzeigen, daß sich im Warnbereich zwei einzelne Kampfflugzeuge aufhielten, aber mit größeren Angriffen nicht zu rechnen war.*«[52] Während des Voralarms musste man den häuslichen Luftschutzkeller oder einen öffentlichen Bunker aufsuchen. In der Regel kamen wir in dieser Zeitspanne noch nach Haus. Von Erzählungen weiß ich, dass mein Vater aber auch einmal in einen Luftangriff geriet und in einem Fall mit seinem DKW unter der S-Bahn-Unterführung an der Schenefelder Landstraße vor Flaksplittern Zuflucht suchte. Zu Höhepunkten gehörten in der schlechten Zeit, als Lebensmittel knapp waren, die Fahrten zu Bauern oder anderen Patienteneltern, die Hühner und etwas Vieh hatten. Mein Vater war zwar nicht so geschickt wie sein Freund Adolf Reupcke, der in Billstedt mehrere großzügige Bauern als Patienten hatte. Aber es gab auch für uns einige Patienteneltern, die Nahrhaftes abgaben. Ich erinnere mich an einen Fuhrunternehmer in Osdorf, der nur zwei oder drei Kühe hatte: Wenn ich mit dem Fahrrad zu ihm fuhr, die Milchflasche im Geigenkasten versteckt, dann bekam ich in der Regel einen Liter Milch. Dass ausgerechnet seine Familie nach dem Krieg ein heftiger

51 Wikipedia, abgerufen am 13.10.2020.
52 H. Brunswig, a. a. O., S. 146.

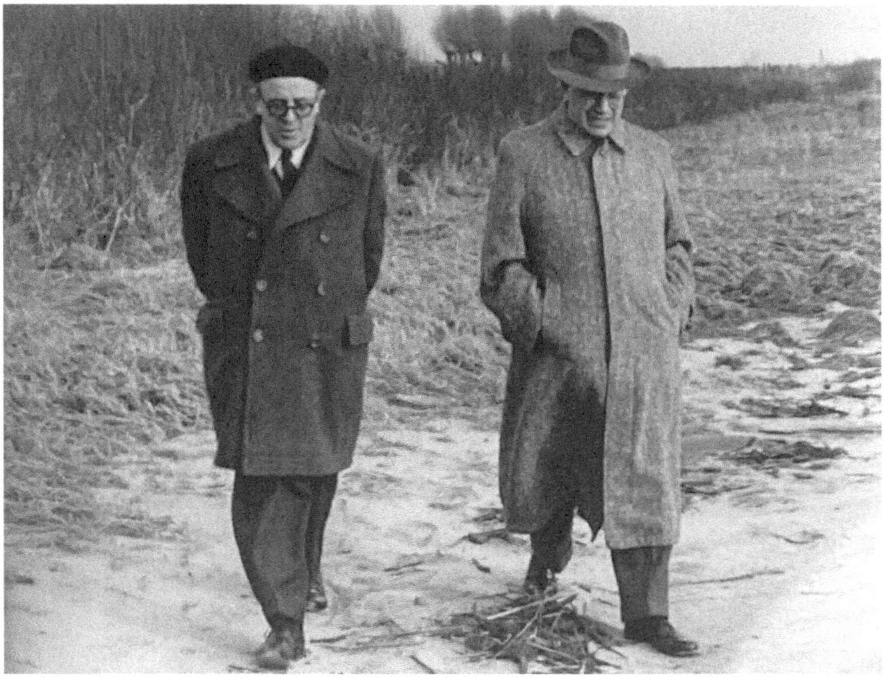

Max Schmidt mit Adolf Reupcke

Schicksalsschlag traf, ging uns allen sehr nahe: Sein ältester Sohn, 16 oder 17 Jahre alt, hantierte wie viele andere Jungs zur damaligen Zeit, als überall scharfe weggeworfene Munition herum lag, mit einer Handgranate. Sie explodierte, riss ihm die rechte Hand ab und löschte sein Augenlicht. Ich erinnere mich, wie unsere handfeste Sprechstundenhilfe, die mein Vater zum Einsatz mitgenommen hatte, weinend und völlig verstört nach der Notversorgung des Schwerverletzten zurückkam.

Uns Söhnen war das eine furchtbare Erfahrung. Sie hat mich aber nicht abgehalten, mich an Manipulationen von Gewehrmunition zu beteiligen, die Nachbarjungen und Freunde im nahe gelegenen Goßlers Park fanden, aber sie hat uns zu großer Vorsicht angehalten: Wir brachen mit einer Zange die Geschossspitzen ab, schütteten das Schießpulver auf einen Haufen und zündeten es an. Das brannte dann zischend ab, war aber ungefährlich. Gewehre und anderes Kriegsgerät, das wir fanden, brachten wir zur Polizei in der Sibbertstraße. Gern fuhr ich auch zu einem Bauern in Osdorf mit, der bei meinem Vater und uns nur *»der Proppen«* hieß. In meinem Beisein erzählte er uns nämlich einmal, drastisch mit Händen und Fingern nachbildend, wie er die Entfernung von Rachenwucherungen bei seinem Kind durch den hinzugezogenen HNO-Kollegen miterlebt habe: »*De hett denn twee so grote Proppen rutholt.* Seitdem hieß er bei uns »*de Proppen*«. Eine andere eindrucksvolle Szene erzählte mir mein Vater: Als er zum Krankenbesuch ins Haus trat, brüllte »*de Proppen*« aus der Badewanne im nahegelegenen Badezimmer. »*Herr Dokter, wulln Se mal nen fetten Minschen sehn, dann kümmt Se mol rin.*« Der Anblick lohnte sich, wie mir mein Vater versicherte. »*De Proppen*« gehörte übrigens zu den freigiebigen Bauern, zu denen ich darum auch gern zum »Hamstern« fuhr.

Manche Mitfahrten waren mir aber auch unangenehm, am liebsten vermied ich sie, etwa wenn es nach Iserbrook in die Traunsche Siedlung ging. Dort wurde ich, im Auto sitzend und wartend, von anderen Jungs schon mal geärgert. An Fahrten zum Wedeler Krankenhaus, in dem der befreundete Dr. Edmund Müller Chef war, denke ich ebenso mit zwiespältigen Gefühlen: Einerseits ging ich gern in dessen Holzhaus, das am Geestrand lag mit weitem Blick über die Marsch bis zur Elbe. Müller war eine imposante Erscheinung, erläuterte die große Karte von Schleswig-Holstein, die eine ganze Wand bedeckte, und erzählte auch gern von der Jagd und seinem Hund. Andererseits habe ich manche Stunde im Auto vor dem Krankenhaus gewartet, wenn die beiden Doktors von schwierigen Fällen festgehalten wurden.

An praxisfreien Nachmittagen ging mein Vater mit uns mehrfach vom Wedeler Bahnhof in der Marsch unterhalb der Geestkante zu Fuß zum Krankenhaus; bis dahin fuhren wir mit der S-Bahn, dem »*Wedeler Teekessel*«. Der Name deutet auf die Dampflok vom Typ 74, die den Zug zog. Sie war uns sehr vertraut, denn am Blankeneser Bahnhof, unterhalb unseres Grundstücks, wurde die Lok abgekoppelt, bekam neues Wasser, fuhr dann auf dem Nebengleis an dem am Bahnsteig stehenden Zug vorbei, und wurde vorne wieder vor den Zug gespannt.

Bei einem unserer Gänge zum Krankenhaus ertönte einmal Fliegergeräusch, und da es die Zeit gegen Ende des Krieges häufig Tieffliegerangriffe war, versteckten wir uns im Gebüsch; wir vermieden die freie Marsch und blieben am Rand, wo es Deckung gab. Das Ganze aber ging glimpflich vorüber. Solche Szenen wiederholten sich auch auf Praxisfahrten, als gegen Ende des Kriegs die Tieffliegerangriffe erheblich zunahmen. Zu der Zeit hatten die Alliierten fast die totale Lufthoheit über Hamburg und Umgebung gewonnen. In seinen Erinnerungen schreibt mein Bruder davon:

Rund um Hamburg waren die Tiefflieger sehr aktiv. Und schossen auf alles, was sich bewegte. Daher begleitete ich meinen Vater auf seinen Fahrten ins Wedeler Krankenhaus, wo kleine Patienten von ihm lagen, schaute aus dem geöffneten Seitenfenster und beobachtete den Himmel auf der Suche nach Tieffliegern. Hörte man ein Flugzeuggeräusch, wurde sofort unter Bäumen gestoppt und man verbarg sich im Graben oder Gebüsch.

Die Fahrten ins Wedeler Krankenhaus waren auch gefährlicher, weil zwischen Rissen und Wedel und dann noch einmal zwischen Wedel und dem Krankenhaus freie Strecken lagen. Die Bemerkung, dass unser Vater im dortigen Krankenhaus seine »kleinen Patienten« lagen, deutet darauf, dass er von seinem Freund, dem Chefarzt des Krankenhauses, ständig bei Fragen zu kranken Kinder hinzugezogen wurde. Diese Aufgabe kann als eine Art Vorstufe zu seiner alsbald beginnenden Krankenhaustätigkeit gelten.

Fliegeralarm

Unser tägliches Leben wurde von den bereits 1940 begonnenen und alsbald immer häufigeren und heftigeren Luftangriffen beherrscht. Bereits am 4. September 1939 hatte es von 1.45 bis 3.17 Uhr Luftalarm gegeben. Wie in weiteren Fällen galt der Überflug der Stadt der Erkundung und dem Abwurf von Flugblätter mit Propagandainhalt. Im Übrigen verlief bis Ende 1939 das Leben in Hamburg weithin in den gewohnten Bahnen.[53] Schon 1940 gab es in Hamburg 70-mal Alarm, die höchste Zahl im ganzen Krieg, meist nachts und dann von den »*Tommies*«, wie sie genannt wurden, später dann auch tagsüber von »*Amis*«. Der erste Luftangriff in der Nacht zum 18. Mai auf Hamburg traf vor allem Industrieanlagen in Harburg und im

53 Vgl. H. Brunswig, a. a. O., S. 31f.

Hafen. In Blankenese kriegten wir davon nicht viel mit, mussten aber die ganze Zeit im Luftschutzkeller ausharren, gut zwei Stunden. Wir haben nur den Feuerschein über dem Hafen gesehen – vom ersten Stock und vor allem vom Dachbodenfenster aus hatten wir einen weiten Überblick nach Osten und Südosten über die Stadt – ein Vorgeschmack auf Kommendes. Blankenese traf der erste Angriff im Herbst 1940 mit Abwurf von drei oder vier Sprengbomben.[54] Die Abwürfe galten offensichtlich dem Bahnhof; getroffen wurden zwei Häuser nahe der Bahnlinie sowie die Fußgängerbrücke am Bahnhof. An den Angriff erinnere ich mich genau, da er ein aufregendes Nachspiel für uns hatte: Unser Vater war zu einer militärischen Schulung auswärts, in seinem leeren Bett durfte abwechselnd einer von uns dreien bei unserer Mutter schlafen, in jener Nacht ich. Kurz nach Entwarnung weckten uns Männerstimmen aus unserem Garten: Meine Mutter fragte erstaunt vom Balkon nach dem Anlass und bekam zur Antwort: »*Wir suchen einen Blindgänger, er muss in Ihrem Garten liegen, Sie müssen wahrscheinlich gleich das Haus verlassen.*« Wie die Männer erklärten, würden in der Regel vier Sprengbomben abgeworfen, aber nur drei seien explodiert; außerdem ergäben die Abwürfe eine nachvollziehbare Reihe in Richtung unseres Grundstücks. Da die Suche erfolglos blieb, konnten wir alsbald wieder weiterschlafen – die Bombe ist bis heute nicht gefunden worden.

Da in den Jahren 1940 und 41 die meisten Fliegeralarme gegeben wurden (1940 70 mal, 1941 42-mal) und wir bei jedem Vollalarm in den Luftschutzkeller gehen mussten, sind wir Kinder oft schon in den beiden dort errichteten Stockbetten ins Bett gegangen. Auf diese Weise haben wir manchen Angriff verschlafen, wenn es in Blankenese relativ ruhig blieb. Der schwerste Angriff in der Nacht vom 3. zum 4. März 1943 traf auch Blankenese, »*vor allem das Dorf Rissen und das angrenzende kleine Städtchen Wedel*«. Nach heutiger Kenntnis »*lag ein Ortungsfehler vor, und zwar hatte der ›Masterbomber‹ auf seinem Radargerät das Bild der Elbe mit ihren zahlreichen Einbuchtungen und Sandbänken (es war Ebbe!) im Raum Wedel mit dem Hamburger Hafengebiet verwechselt und seine Markierungsbomben auf den falschen Zielraum abgesetzt.*«[55] Die Masse der Bomben fiel zwar auf un-

54 In einer Veröffentlichung des »Förderkreises Historisches Blankenese« wird nur von »Herbst 1940« gesprochen; die beiden möglichen Daten stammen aus der Übersicht bei H. Brunswig a. a. O., S. 450f.
55 H. Brunswig a. a. O., S. 160f. Dort S. 198 eine Stadtkarte, die das Hauptschadensgebiet dieses An-

bewohntes Gebiet, aber Rissen und Wedel bekamen noch genügend Bomben ab, und in Blankenese zerstörte eine Minenbombe das Zentrum an der Bahnhofstraße zwischen Propst-Paulsen-Straße und Auguste-Baur-Straße,[56] rund 500 m Luftlinie von unserem Haus entfernt: Die Wirkung war gewaltig, die Türen im Keller einschließlich der schweren Gasschleuse flogen auf und zwang uns in unserem Keller auf den Boden. Bemerkenswerterweise blieben alle Scheiben im Haus heil, weil die Fenster wegen ihrer einfachen Hebelverschlüsse durch den Luftdruck nur aufgeflogen waren.

Mein Vater wurde von einer Familie am Fruteweg Ecke Tinsdaler Heideweg in Rissen gerufen. Deren Haus war getroffen, die Bewohner überlebten im Luftschutzkeller, aber einige von ihnen, auch ein Kind, waren verletzt. Dazu ist eine Bescheinigung meines Vaters erhalten, die die Arbeitsunfähigkeit des Kindsvaters bezeugte. Der Schock aller Beteiligten war schlimmer; mein Vater konnte mehr psychisch als körperlich helfen, wie viele Jahre später die Familie erzählte.

Den ersten der sogenannten »*Gomorrha*«- oder »*Terrorangriffe*« (NS-Jargon) am 25. Juli 1943 erschütterte uns vor allem durch seine Länge von knapp drei Stunden.[57] Als wir endlich nach Entwarnung den Keller verlassen konnten, bot sich uns vom Westen aus ein unvergesslicher –Blick Richtung Hamburg: Eine Feuer- und Rauchwand reichte weit hinauf fast bis in den Zenit, es war Ostwind. Im ganzen ist mir der Sonntag nach diesem ersten Angriff gut in Erinnerung: Es war ein strahlend schöner Sommertag, das Leben spielte sich im Garten ab, draußen vor der Küche wurde auch gekocht, weil es kein Gas gab. Da wir auf diesen Fall nicht vorbereitet waren, mussten wir aus Ziegelsteinen eine Feuerstelle errichten, aber woher Brennmaterial nehmen? Erste Abhilfe verschaffte uns ein Obstladen am Beginn der Dockenhudener Straße: Dort erhielten wir, soweit vorhanden, leere Obstkisten, die gut, aber auch schnell herunterbrannten. Wir in Blankenese und in den anderen Elbvororten waren glimpflich davongekommen, auch bei den zwei folgenden »*Terrorangriffen*« (NS-Jargon), die jeweils im Abstand von zwei Tagen erfolgten. Ganz anders war es den in Altona

griffs zeigt.

56 Zu weiteren Bombentreffern in Blankenese und Einzelheiten vgl. die o. g. Veröffentlichung des »Förderkreises Historisches Blankenese«. Dort wird auch ein Todesopfer mit Namen genannt, außerdem die Ungleichbehandlung Geschädigter je nach ihrer politischen Einstellung durch die Behörden.

57 Nach H. Brunswig dauerte er von 0.33 h (Luftalarm) bis 3.01 h (Entwarnung), a. a. O., S. 195-208.

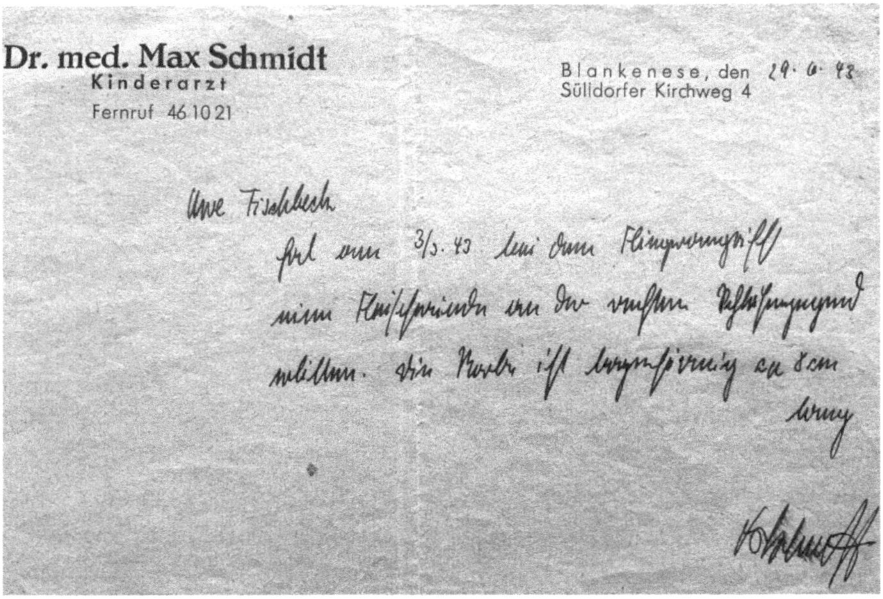
Dr. med. Max Schmidt
Kinderarzt
Fernruf 46 10 21

Blankenese, den 29. 6. 43
Süldorfer Kirchweg 4

Bescheinigung nach dem Luftangriff 1943

Wohnenden ergangen; zu ihnen gehörten die Schwester meiner Mutter und ihr Mann, die, selbst kinderlos, für uns so etwas wie Vizeeltern waren. Sie waren in ihrer Parterrewohnung am Hohenzollernring in Bahrenfeld noch gerade davongekommen, waren entsetzt, als sie mit der S-Bahn durch die Vororte zu uns nach Blankenese fuhren. Welch einen Gegensatz erlebten sie hier, wo die Menschen in ihren Gärten sich sonnten, als wäre nicht wenige Kilometer weiter die Hölle los.

Wie uns die ständigen Fliegeralarme insgesamt zusetzten, veranschaulicht eine Tagebuchnotiz meines Bruders Peter vom Februar 1944:

> *20.30 h Soeben bin ich ins Bett gestiegen (…). Ich hoffe, daß wir heute Nacht ungestört schlafen können. Wäre doch erst dieser furchtbare Krieg zu Ende. Gute Nacht. Man weiß nicht, was der nächste Tag, die nächste Stunde, die nächste Minute uns bringen wird. Mors certa, hora incertam also gute Nacht.*

Von den im Tagebuch meines Bruder genau aufgelisteten Angriffen ist mir der vom Sonntag, den 18. Juni 1944, lebhaft in Erinnerung: Ich war morgens als Pimpf zum »Dienst« in Iserbrook, als um 8.45 Uhr die Alarmsirenen ertönten und wir nach Hause geschickt wurden. Meine Eltern lagen noch im Bett; ich teilte ihnen betont lässig die Drahtfunknachricht mit, *»so wie so oft, also nichts Besonderes«*. Von wegen nichts Besonderes! Es wurde ein Angriff, der uns in unserem Luftschutzkeller noch mehr in Angst und Schrecken versetzte als der Nachtangriff am 3. März ein Jahr zuvor. In seinem Tagebuch schildert mein Bruder Peter genau den Ablauf und das Ausmaß dieses Angriffs. Er dauert von 8.30 bis 10.50 Uhr. Und dann heißt es:

> *Schreckliche Augenblicke liegen hinter uns. 1½ Std. ununterbrochenes Krachen, Sausen und Brummen. Wir hatten uns im Keller auf die Erde gesetzt, jeder hatte eine Schachtel Streichhölzer bereit (*um Licht zu haben*). In 5 Wellen griffen die Amerikaner an. Dann war ein dauerndes, minuten-langes Krachen zu hören, der Luftdruck bohrte (*sich*) wie Fäuste in die Ohren, die Türen im Haus schlugen hin und her und der Boden zitterte wie bei einem Erdbeben. In Richtung Harburg ist alles in Qualm gehüllt.* (…) *Es muß ein sehr schwerer Angriff gewesen sein. Hoffentlich wiederholt er sich nicht.*

Auch von mir gibt es einen Bericht von einem »*Terrorangriff*« (NS-Jargon), geschrieben an meinen ältesten Bruder Jürgen am 30. Juli 1944: Das Wichtigste zu Beginn: »*Wir sind heil geblieben*«; dann listete ich detailliert die Schäden auf, die der Angriff in der Nacht zuvor angerichtet hatte, auch in Blankenese. »*Als wir nach dem Angriff auf den Boden gestiegen sind und aus dem Fenster geblickt haben, lag vor uns eine feuerrote Wand. In Altona soll das Feuer tüchtig gehaust haben, auch in der Innenstadt, auch an der Außen Alster. Ab Othmarschen liegen auf den Straßen nur Glassplitter.*« Und unmittelbar weiter, Abbild des häuslichen Alltags: »*Unsern Hühnern geht es gut. Jeden Tag haben wir ein Ei. Bald holen wir unsere Glucke (wieder)* (…). *Hoffentlich geht es Dir weiter gut.*« Die Luftangriffe dauerten bis kurz vor Kriegsende an und wurden erst spürbar weniger, als »die Engländer« die andere Elbseite im Alten Land erreicht hatten. Blankenese traf es noch einmal am 22. Oktober 1944: An diesem Sonntag »*wird über dem Westflügel der Gorch-Fock-Schule eine Luftmine abgeworfen, die den Gebäudeteil zerstört. Hier sind 300–400 HJ-Jungen untergebracht, die Panzergräben im*

Bereich vom Falkenstein ausheben müssen, gottlob jedoch Sonntags-Urlaub haben. Im unbeschädigten Ostteil der Schule wohnt das Pflegepersonal des in der Kahlkampschule und dem Gymnasium Kirschtenstraße liegenden Lazaretts. Außer der Gorch-Fock-Schule wurden zahlreiche Häuser der Umgebung zerstört oder beschädigt. Es sind aber keine Opfer zu beklagen.« Für mich hatte diese Zerstörung keine Folgen; denn zum neuen Schuljahr nach Ende der Sommerferien war ich auf die »*Oberschule für Jungen*« an der Kirschtenstraße gekommen. Deren Gebäude waren aber schon zum Lazarett umfunktioniert. Ich erinnere mich an Transporte von Verwundeten über den Güterbahnhof in Blankenese zur Schule. Der Schulbetrieb war eingestellt und ruhte, von einzelnen Ersatzmaßnahmen abgesehen, bis Anfang Oktober 1945.

In der Zwischenzeit war das sonstige Leben weithin erstaunlich »normal« verlaufen. Wir machten bis 1942 noch Reisen, z. B. in den Sommerferien 1941 nach Kühlungsborn. Unser Vater kam allerdings meist nur an den Wochenenden, weil er die Praxis nicht länger allein lassen wollte; er wurde zu Hause von den Angestellten gut versorgt. Ostern 1942 verbrachten wir in Tütsberg in der Lüneburger Heide. Ich habe die Tage in schöner Erinnerung; der weiträumige Hof bot herrliche Möglichkeiten zum Spielen, und genügend andere Gästekinder waren ebenfalls vorhanden. Eine besondere Attraktion war ein gewaltiger Stier mit Namen Hannibal; es hieß, dass er sich schon einmal losmachte und angeblich als frei umher laufender Riese Hausgäste auf Bäume trieb. An einem klaren Tag hatte unser Vater die Idee, morgens vor Sonnenaufgang aufzustehen und zu dem nur wenige Kilometer entfernten Wilseder Berg zu wandern, dem höchsten in der Lüneburger Heide, 169 Meter hoch. Er hatte gelesen, dass von dort bei guter Sicht der Harz zu sehen sei. Die Wanderung fand statt, und wir erreichten auch pünktlich den Gipfel, aber der Harz war nur mit viel Phantasie auszumachen. Im Sommer des gleichen Jahres ging es noch einmal an die Ostsee, dieses Mal nach Boltenhagen. Das war dann auch die letzte Reise im Krieg, aus der Rückschau erstaunlich häufig.

Überhaupt wundere ich mich, wie vieles an Veranstaltungen wie früher weiterlief. So fuhren die Eltern weiterhin ins Theater und die Oper, nutzten ihre Abonnements sowohl für Kammermusik und Klavierabende als auch für die regelmäßigen Gastkonzerte der Berliner Philharmoniker unter Wilhelm Furtwängler. Bis zu seiner Zerstörung beim ersten »*Terrorangriff*« (NS-Jargon) am 25. Juli 1943, auf den Tag genau 90 Jahre nach seiner Eröffnung, fanden die Konzerte im Conventgarten statt, danach in der Musikhalle am Karl-Muck-Platz, heute Laieszhalle. Natürlich kam es vor, dass Konzerte wegen Fliegeralarm abgebrochen wurden und die Besucher nächstgelegene Bunker aufsuchen mussten. Oder die Heimfahrt mit der S-Bahn endete vor Blankenese. All das war lästig und gefährlich, aber trotz der Ungewissheit waren solche kulturellen Ereignisse auch für meine Eltern wie für viele Gleichgesinnte überlebenswichtig, schufen sie doch Freiräume gegenüber den äußeren und inneren Gefahren. Ein Musterbeispiel dafür erzählten uns die Eltern aus Anlass eines Hitlerbesuchs in Hamburg: Am Vormittag des besagten Tages passierte Hitler mit seiner Staatsyacht Blankenese; bei dieser Gelegenheit sah ich ihn vom Balkon meiner Großmutter väterlicherseits mühsam mit dem Fernrohr. Abends besuchte er eine Opernaufführung unter Furtwängler in der Staatsoper. Wie meine Eltern erzählten, erklang bei Hitlers Erscheinen pflichtschuldiger Beifall, brausender aber, als Furtwängler das Pult betrat. Das war ein vielsagendes Zeichen, allerdings kaum für die Gesamtbevölkerung repräsentativ.

In die Kriegszeit fielen auch die Konfirmationen meiner beiden Brüder: Mein ältester Bruder Jürgen wurde am 1. März 1942 in der Blankeneser Kirche von Pastor Schmidt konfirmiert. An Bruder Peters Konfirmation am 18. März 1945 kann ich mich besser erinnern, auch an seine Erzählungen von dem Unterricht. Einmal brachen einige Konfirmanden einschließlich Peter den guten Pastor Schmidt arg in Verlegenheit, indem sie ihn fragten: »*Wieso beten Sie für den Führer, wenn der doch aus der Kirche ausgetreten ist?*« Es gab also aufgeweckte Konfirmanden, die keine begeisterten Hitleranhänger waren. Der Konfirmationstag verlief insofern dramatisch, als der Gottesdienst trotz Vor-Alarms noch zu Ende geführt werden konnte, aber dann vier Stunden lang Voll-Alarm war und Besuche ausschloss. Die Mutter schreibt ihrem Ältesten:

> *Die Handlung in der Kirche war wie bei Dir, feierlich, ernst, durch einen schön gesungenen Chorgesang verschönt, nur fand ich die Predigt nicht so gut. Pastor Schmidt wird doch etwas alt. Während der Einsegnung – Peter war der erste – gegen Schluß kam Kleinalarm, aber alles*

wurde ruhig weitergeführt und als wir hinausgingen, kam Vollalarm (…). Im Hause fand Peter den Tisch gerichtet wie bei Dir mit schönen Blumen und Geschenken. Aber Besucher kamen nun nicht. So konnten wir in Ruhe alles besehen und bereden, und auch noch Mittag essen. Nach fast 4stündigem Alarm (wohl schwerer Angriff auf Berlin) kam Entwarnung und damit Erwartung von Gästen (…). Beim Abendessen wurden wir wieder durch Alarm gestört, sind sogar für kurze Zeit in den Keller gegangen. Aber zum Glück ist es nicht zu einem Angriff gekommen. Aber mir war es doch sehr schmerzlich, daß Du nicht bei uns warst.

Meine Mutter hatte alle Gäste gebeten, einen Gruß an Bruder Jürgen zu schreiben, der damals bei der Marine-Artillerie in Swinemünde lag und mit Bangen einer ungewissen Zukunft entgegen sah. Die meisten Grüße erschöpften sich in politisch unanstößigen Äußerungen. Aus der Reihe fällt Karsten Moritz, der jüngere Sohn des befreundeten Ehepaars Moritz und »guter Freund« Peters: »*Zwar mußt Du irgendwo in der Welt Dienste verrichten, die Dir im Grunde der Seele verhaßt sind, aber nimm Leid auf Dich, und es wird nie schaden. Erlebe Peters Konfirmation in Dir und Du wirst Schöneres haben.*« Am 30. März erzählte unsere Mutter noch etwas von der separaten Abendmahlsfeier: »*Die Kirche war voll, und gut die Hälfte blieb zur Abendmahlsfeier. Diese hat Pastor Schmidt sehr gut gestaltet, auch auf die Konfirmanden eingestellt. Es ist doch eine ernste Angelegenheit und Grund zu tiefem Nachdenken.*« In Anbetracht der Kirchendistanz auch unserer Mutter – sie war schon längst nicht mehr Mitglied der Kirche – finde ich ihren Kommentar ungewöhnlich. »*Eine ernste Angelegenheit und Grund zu tiefem Nachdenken*« – da meiner Mutter Ironie fremd war, glaube ich ihr, aber woran dachte sie? Besser verstehe ich unseren Vater, der erst gar nicht mitgegangen ist. Wie sein verehrter Goethe hat er mit dem Abendmahl nichts anfangen können.

Von dem älteren Bruder Jürgen sind zwei Briefe erhalten, die in sein Inneres blicken lassen. Am Vortag der Konfirmation schreibt er:

Ich bin heute wieder einmal in einer recht trübseligen Stimmung: erstens weil ich noch keine Post von Euch erhalten habe, zweitens weil morgen Peters Konfirmation ist und drittens weil alles ein Elend ist. Meine große Sorge ist, daß Euch bei den Angriffen etwas passiert sein könnte, doch glaube ich das kaum. Denn bisher ist doch Blankenese immer noch gut davon gekommen, warum soll sich das geändert haben?

Im Verlauf des Briefes findet er zu seiner Zuversicht zurück, beflügelt von der Hoffnung, von dort wegzukommen und auf der Durchreise in Hamburg die Eltern zu sehen. Am Konfirmationstag schreibt er an die ganze Familie:

Ich habe endlich, endlich Post von Euch, meine Lieben, erhalten und sehe, daß ich mir vollkommen grundlos Sorgen gemacht habe, denn Ihr selbst fühlt Euch in Blankenese verhältnismäßig sicher. Auch um mich braucht Ihr Euch keine Sorgen mehr zu machen, denn schon in den nächsten Tagen komme ich hier weg (...). Für mich ist dieser Tag also auch ein großer Tag, da ich Post von Euch erhalten habe und die Nachricht von unserer Abfahrt. Ich denke aber trotzdem immer noch heute viel an Euch, besonders an Dich, lieber Peter, der Du heute Deinen großen Tag erlebst. Ich kann mir lebhaft vorstellen, wie sehr Du Dich heute freust und glücklich bist. Ich würde auch herzlich gern mit Euch an Eurer kleinen Kaffeetafel sitzen, doch habe ich auch hier ein Stückchen Kuchen von einem Kameraden erhalten, habe also auch ein wenig mitgefeiert.« Nach einigen konkreten Fragen kommt er darauf zurück, was ihn am meisten beschäftige: »*Nun werde ich auf der langen Bahnfahrt ja auch mal wieder etwas von Deutschland sehen, von unserem armen zerstörten. Ja, das gute Frontleben hat jetzt ein Ende, zwei Wochen hat es gedauert, 4 nicht ganz leichte Wochen Lehrgang werden folgen. – So, jetzt wäre hiermit also das Kapitel Swinemünde abgeschlossen.*

Zu meinen Erinnerungen an die Kriegszeit gehören beide Großmütter und ihr Leben: Die väterliche, »*Oma Schmidt*«, war schon vor dem Krieg aus Altona in eine toll gelegene Wohnung in der Blankeneser Hauptstraße 147 in den ersten Stock gezogen. Für uns Kinder lag sie ideal, nicht nur wegen der fabelhaften Aussicht auf die Elbe, sondern auch, weil sie auf dem Weg zum Strand lag. Wenn nötig, war bei ihr stets ein Zufluchtsort. Nicht nur wir

Kinder, sondern auch unsere Eltern haben die Nähe der Wohnung in Blankenese ausgenutzt und unsere »Oma« oft besucht, mein Vater regelmäßig zwischendurch auf Patiententour. Durch unsere Oma und durch ihre enge Verbindung zu ihren alteingesessenen Nachbarn im Zentrum Blankeneses ist der Stadtteil noch mehr zu unserem Zuhause geworden. Anfang 1944 erlitt sie einen Schlaganfall. Nach einem Krankenhausaufenthalt in Wedel nahmen die Eltern sie in unser Haus, dazu eine Diakonisse als Pflegerin. Zum ersten Mal erlebte ich unmittelbar die Einschränkungen durch eine solche Krankheit. Als sie sich etwas erholt hatte, konnte sie wieder in ihre Wohnung zurück, *»und ich hoffe«*, schreibt die Mutter ihrem Ältesten am 30. September 1944, *»daß es gut geht. Sie ist sehr glücklich. Freitag war sie bei mir (…). Auf dem Nachhauseweg wollte der linke Fuß seinen Dienst nicht ordentlich tun. Da habe ich Frl. R.* (Riedel, die Sprechstundenhilfe) *angerufen mit dem Blockwagen* (zu kommen). *Darin haben wir sie gut nach Hause gebracht. Es war Oma erst nicht ganz recht, aber es mußte sein.«* Ich erinnere mich an dieses ungewöhnliche Bild; aber damals war Improvisation großgeschrieben, außerdem war der Blockwagen gut ausgepolstert und die Oma in Decken warm eingehüllt.

Lange aber hat sie nicht mehr gelebt, ist noch einmal nach Wedel ins Krankenhaus gekommen und dort Anfang September 1944 gestorben. Von ihrer Beerdigung am 6. September schreib mein Vater seinem Ältesten:

> *Heute vormittag haben wir die Trauerfeier für unsere liebe Oma in der Sülldorfer Friedhofskapelle gehabt. Pastor Schmidt* (hat) *eine sehr gute Predigt gehalten über Psalm 103,2: ›Lobe den Herrn, meine Seele, und vergiß nicht, was er dir Gutes getan hat‹, das war Omas Konfirmationsspruch.*

An den Wortlaut dieses Verses erinnere ich mich, weil ich die Anrede *»meine Seele«* nicht verstand. In der Trauerfeier ging mir das Weinen meiner Mutter mehr zu Herzen als die eigene Trauer. Mein Vater schreibt weiter:

> *Es war eine schöne Feier. Als Eingangsmusik spielten Cello u. Harmonium eine Air von Bach und am Schluß eine Sarabande von Händel. Wir glauben, daß alles in Omas Sinn wohl gelungen ist (…). Dich, mein*

lieber Jürgen, haben wir naturgemäß sehr vermißt. Du hättest so sicher gern an der letzten Feierstunde für unsere liebe Oma teilgenommen; und wir denken heute ganz besonders viel an Dich. Wir haben es uns wohl gedacht, daß Du nicht kommen könntest. Es war eine große Beteiligung: die ganze Familie und sehr viele unserer Freunde.

Auch in diesen Brief spielt der Krieg hinein. Unser Vater äußert die Sorge, dass er nach seiner Kasernierung »*sehr in Frontnähe gerückt*« sei. Zu seiner Erleichterung »*spricht aus Deinem Brief aber gute Zuversicht und guter Mut, und den wollen wir mit Dir teilen, mein Junge!* (…) *Die Ereignisse rasen ja augenblicklich. Wir müssen alle die Köpfe steif und oben behalten. Es kommen bestimmt wieder bessere Tage.*«

Unsere »*Großmutter Reyer*« hat bis zu den schweren Angriffen Ende Juli 1943 in Winterhude Maacksgasse 14 gewohnt, dann ist sie zu uns an den Sülldorfer Kirchenweg gezogen. Das fiel ihr nicht leicht, denn sie war ein richtiger Stadtmensch. Blankenese war ihr zu wenig Stadt. Wegen der Bombenangriffe blieb ihr jedoch keine Wahl. Sie wurde zum festen Bestand unserer Familie, hat oft für alle gekocht und meine Mutter erheblich entlastet. Sie hat noch bis Ende Oktober 1954 gelebt und starb im Krankenhaus Harburg auf der Inneren Station, wo mein ältester Bruder Jürgen Assistenzarzt war.

»Wohltuende Antinazis«

Das war ein bezeichnender Ausdruck, mit dem mein Vater einen Menschen einordnete, zu dem er Vertrauen gefunden hatte. Für Gleichgesinnte war er es auch. Allerdings, mein Vater war kein Widerstandskämpfer, dazu war er nicht geeignet. Wenn es um ihn selbst ging, konnte er schon Mut beweisen. Aber in einer anderen Situation kam ihm ein Mutigerer zuvor: Zu einem Liederabend in Hamburg wurden jeweils Komponist und Dichter der vorgetragenen Lieder vorgestellt. Als der Ansager zu »*Ich weiß nicht, was soll es bedeuten*« kam, nannte er Friedrich Silcher als Komponisten und »*Dichter unbekannt*«. Spontan meldete sich ein Zuhörer: »*Der Dichter ist keineswegs unbekannt, er heißt Heinrich Heine!*« Einige klatschten, andere raunten verstohlen. Diesen Mut hat mein Vater nicht aufgebracht, dazu war er auch nicht reaktionsschnell genug. Die einzigen, denen mein Vater erfolgreichen Widerstand zutraute und den er auch erwartete, waren ranghohe Militärs. Demgemäß äußerte er sich auch wiederholt höchst abfällig über Generäle: »*Zu dumm, um ein Pfund Grüne Seife zu verkaufen*«, zitierte er den Ausspruch eines Kollegen. Ihre Ergebenheit gegenüber dem »*GröFaZ*«, dem »*Größten Feldherrn aller Zeiten*« (Goebbels) auch bei militärisch unsinnigen Befehlen Hitlers verglich er mit dem Verhalten eines Chirurgen, dem befohlen würde, den Blinddarm aus dem linken Unterbauch zu entfernen. Nach dem 20. Juli 1944 korrigierte er sein Urteil nur unwesentlich; er begründete es damit, dass das Eingreifen viel zu spät geschehen sei, als die Aussicht auf einen »Siegfrieden« längst zerstoben war.

Mein Vater und seine politischen Freunde waren auf »*wohltuende Antinazis*« angewiesen, sie brauchten Menschen, denen sie vertrauen konnten und mit denen sie ihren inneren Widerstand gegen das NS-Regime teilten. Für meine Eltern bewährte sich das z. B. bei der Sprechstundenhilfe und dem Hausmädchen, die beide mit im Haus wohnten und am Familienleben teilhatten. Als eine neue Sprechstundenhilfe gesucht und gefunden war, führte das zu einer kurioser Situation: Ein sowohl der Bewerberin als auch meinen Eltern bekanntes Ehepaar wurde von beiden Seiten nach der politischen Haltung der jeweils anderen gefragt. Als es beide Seiten beruhigen konnten, wurde die Bewerberin, Frau Riedel, eingestellt, und alle Beteiligten konnten befreit lachen. Bei dem Hausmädchen, das ebenfalls etwa zur gleichen Zeit, kurz nach Kriegsbeginn eingestellt wurde, verhielt es sich im Ergebnis gleich, aber unter anderen Voraussetzungen: Vera stammte aus Riga, war von den deutschen Besatzern zwangsverpflichtet und meinen Eltern zugewiesen worden. Schnell wurde sie in die Familie aufgenommen; wir Kinder liebten sie, während wir die Sprechstundenhilfe wegen ihrer strengen Art auch ein wenig fürchteten. Für meinen Vater war sie gerade die Richtige, denn sie hatte bei den Patienten und ihren Müttern Autorität und genoss Respekt. Beide Bediensteten überlebten mit uns den Krieg, die Sprechstundenhilfe blieb noch länger, bis sie heiratete, Vera allerdings ergriff die erste Gelegenheit, uns nach Kriegsende zu verlassen und Anschluss an Schicksalsgenossinnen und -genossen zu suchen. Wie es ihr ergangen ist, wissen wir nicht, wir haben nie wieder etwas von ihr gehört. Vielleicht hat sie ihren Aufenthalt in unserem Haus anders erlebt, als wir es uns vorstellten.

Schwieriger und auch gefährlicher gestaltete sich das Verhältnis meines Vaters zu Kollegen, Nachbarn und anderen Bekannten wie etwa Lehrern seiner Söhne. Alle, die im öffentlichen Licht standen, wussten im kleinen Blankenese voneinander, Nazis wie »*wohltuende Antinazis*«. Unter dieser Voraussetzung weiß ich nur von wenigen Fällen, dass es zu einer Denunziation kam, in einem Fall innerhalb sogar einer Familie. Einem besonderen Vorfall, den mein Bruder Peter überstand, kann ein fremder Hinweis zugrunde gelegen haben: Eines Abends, als ich schon im Bett lag und Bruder Peter allein war, klingelte es, ein Mann im berühmten Mantel schob ihn zur Seite und ging zielstrebig ins Esszimmer, wo unser Radio stand, überprüfte die Sendereinstellung und verschwand wieder, als er die »richtige« festgestellt hatte. Er wollte offensichtlich herausfinden, ob wir BBC deutsch hörten, wie es in der Tat ständig geschah. Mir ist das dreimalige »Bumm, Bumm, Bumm« noch im Ohr, mit dem sich der englische Sender meldete. Allen war es aufs Schärfste eingeimpft, in jedem Fall die Senderanzeige wieder auf einen deutschen Sender zurückzustellen. Unsere Nachbarn, darunter auch ein Kollege des Vaters, gegenüber auf der anderen Straßenseite, selbst SA-Mann, wussten genau, wie mein Vater dachte; aber es lag ihnen fern, ihn anzuzeigen. Eine Art Gegenprobe war, als eine Freundin der ältesten Tochter unserer Nachbarn zu Besuch war, beide hochrangige BDM-Führerinnen: Bruder Peter, der krankgemeldet war, musste gleichwohl meinen Vater zu einem Praxisbesuch aus der Garage rauslassen und den Fußweg absichern. Die Freundin hatte es mitbekommen und brachte diesen Fall in einer Besprechung von HJ- und BDM-Führerinnen und -Führern vor. Zum Glück war ein guter Freund von Peter, selbst ein (mittlerer) HJ-Führer, anwesend und konnte den Vorgang überzeugend erklären, sodass es glimpflich ausging. Das hätte zumal gegen Ende des Krieges leicht schiefgehen können, als die unverbesserlichen Nazis sich auf den »Endsieg« rüsteten und schärfer noch als sonst gegen »Abtrünnige« vorgingen.

Mit Lehrern hatte mein Vater zwei Begegnungen: Der Rektor der Gorch-Fock-Schule, Traugott Dierks, wohnhaft im Treppenviertel, SA-Mann und Ortsgruppenleiter der NSDAP war Patientenvater und stand sich mit meinem Vater insgesamt gut. Bei einer Begegnung sagte er zu meinem Vater, im gut gemeinten Ton der Warnung: »*Na, Ihr Ältester, Herr Dr. Schmidt, was der so von sich gibt, würde ja schon reichen für Neuengamme*« (KZ im

Osten Hamburgs). Er beließ es dabei, aber immerhin veranlasste der Vorfall meinen Vater, etwas vorsichtiger zu sein – was ihm durchaus schwer fiel. Das allgegenwärtige Drohplakat »*Pst, Feind hört mit*« hatte für »*wohltuende Antinazis*« noch eine andere Bedeutung als für die Gestapo. Schärfer fiel der Zusammenstoß aus, zu dem es kam, als in einer Elternversammlung nach Ostern 1943 den Versammelten mitgeteilt wurde, dass ihre Söhne alsbald als Flakhelfer eingezogen, an Horchgeräten und Scheinwerfern ausgebildet und in Baracken untergebracht würden. Wütend meldete sich mein Vater zu Wort und überzog die anwesenden Lehrer mit einem leidenschaftlichen Appell: »*Wie können Sie es zulassen, die Ihnen anvertrauten Schüler aus der Hand zu geben und in ein solches gefährliches Abenteuer zu schicken?! Sie müssen für sie kämpfen und dafür sorgen, dass sie weiter zur Schule gehen können!*« Es nützte natürlich nichts, aber mehr noch als die hilflose Reaktion der angesprochenen Lehrer enttäuschte meinen Vater die Reaktion der Schüler: Die fanden die Aussicht zu einem solchen Abenteuer durchaus reizvoll, und weniger Schule kam ihnen gerade recht. Noch mehrmals bekam mein Bruder den Ärger von Mitschülern zu spüren, wenn sich mein Vater über ausgelassenes Abendleben beschwerte. Er musste ausbaden, was sein Vater mit bester Absicht für ihn und seine Mitschüler erreichen wollte.

Die Begeisterung der jungen Flakhelfer bekam alsbald einen erheblichen Dämpfer, als sie unmittelbar Zeugen der »*Terrorangriffe*« (NS-Jargon) Ende Juli 1943 wurden. Nach dem ersten Angriff am 25. Juli, wurden sie nach Haus geschickt, um ihre Eltern über ihr Ergehen zu informieren, mussten aber am Abend wieder zurück sein. Mein Bruder Jürgen lag damals in Steilshoop und musste den weitaus größten Teil des Wegs nach Blankenese zu Fuß zurücklegen, stieg über Leichen und brennende Gegenstände, schaute unterwegs noch bei unserer Großmutter in Winterhude vorbei, stellte erleichtert fest, dass bei ihr (noch) nichts passiert war, und kam schließlich völlig erschöpft und verdreckt zu Hause an. Wie alle anderen, die die Zerstörungen gesehen hatten, war er geschockt von dem ganz normalen Leben zu Hause. Dringend forderte er die Eltern auf, so schnell wie möglich die Großmutter zu ihnen zu holen, da weitere Angriffe drohten. Die nächsten Angriffe, die die östlichen, dichtbewohnten Stadtteile Hamburgs zu einer Trümmerwüste machten, kamen seiner Stellung bedrohlich nahe. Doch überstand er die verbleibende Zeit als Flakhelfer glimpflich.

Zu den »*wohltuenden Antinazis*« gehörte keiner der Blankeneser Pastoren, Propst Schetelig und Pastor Schmidt. Meinen Vater bestärkte diese Erfahrung in seiner Distanz zur verfassten Kirche, zumal sie grundsätzlich auf der Linie lag, die er als Konfirmand und Jugendlicher in seiner preußischen Heimatgemeinde erlebt hatte. »*Thron und Altar*« begegnete er hier wieder, auch wenn einer auf dem »Thron« saß, der mit dem »Altar« wenig zu tun haben wollte. Umgekehrt hat das etliche am »Altar« Amtierenden wenig gestört und ihrer Achtung Hitlers keinen Abbruch getan. Folgende Begegnungen meines Vaters mit beiden Blankeneser Pastoren belegen es: Die erste fand in der S-Bahn statt: Als mein Vater einstieg und den bereits im Wagen sitzenden Propst Schetelig mit »*Guten Tag*« begrüßte, sei dieser aufgestanden und habe mit dem Hitlergruß geantwortet. Die zweite Begegnung mit Pastor Schmidt fand statt, als das Ende des Krieges und die Niederlage Deutschlands für alle mit offenen Augen und klarem Kopf absehbar waren. »*Nun wird ja, Gott sei Dank, der elende Krieg bald zu Ende sein.*« Auf diese Äußerung meines Vaters reagierte Pastor Schmidt verstört: »*Wie meinen Sie das denn, Herr Doktor?*« – »*Der Krieg ist verloren, Herr Pastor, verstehen Sie das nicht?*«, antwortete mein Vater, unwillig und verzweifelt. – »*Aber es kommt doch die Wunderwaffe, der Führer hat es doch versprochen!*« – »*Glauben Sie das etwa?*«, antwortete mein Vater entgeistert. – »*Das wäre ja furchtbar!*« – »*Das ist furchtbar!*« Damit habe mein Vater das Gespräch beendet und den verwirrten Pastor stehen lassen. Für ihn war die skizzierte Einstellung beider Pastoren ein Zeichen politischer Dummheit, die ein Vertrauensverhältnis zu ihnen verhinderte. Allerdings vertraute er darauf, dass keiner von beiden solche Äußerungen wie die wiedergegebene Vertretern des NS-Machtapparats weitererzählen würden.

Zurück zu meinem Vater: Laut Auskunft des Staatsarchivs Hamburg leistete mein Vater Militärdienst von Juli 1938 bis April 1945 »*mit 16 Unterbrechungen als Oberarzt im W. B. K. V. = Wehrbezirkskommando V = Musterungsarzt*«. Seine Tätigkeit als Musterungsarzt übte er halbtags aus, sodass er gleichzeitig seine Praxis versehen konnte. Seine neuen »Patienten«, die er auf ihre Wehrtauglichkeit zu untersuchen und einzuordnen hatte, waren teils junge Männer, die seit 1944 bereits ab 16 Jahren als wehrtauglich galten, und Ältere, die noch für den Volkssturm vorgesehen waren. Der hippokratische Eid, den er zu seiner Approbation abgelegt hatte, verpflichtete ihn zu rein medizinisch verantwortbaren Entscheidungen. So amtierte er, und das brachte ihm Konflikte mit seinen Vorgesetzten ein. Einen bemerkenswerten Vorfall erzählte mein Vater mehrfach: Eines Tages sei er zu dem General, der für ihn zuständig war, gerufen worden. Der General beklagte, dass mein Vater mehr Einberufene als wehruntauglich ausmustere oder zurückstelle als seine Kollegen. »*Ich kann allein nach meinem ärztlichen Wissen und Gewissen entscheiden*«, antwortete mein Vater. Zögernd habe der General ihn entlassen – mit dem gut gemeinten Rat, sein Verhalten noch einmal zu überdenken. Nach rund sechs Wochen sei er wieder zum gleichen General bestellt worden: »*Es hat sich ja noch nichts geändert*«, monierte dieser. »*Nein*«, antwortete mein Vater, »*ich kann nichts ändern, wie ich Ihnen schon erklärt habe.*« Zusätzlich argumentierte er mit Klagen von Frontoffizieren: Ihnen seien immer mehr untaugliche Soldaten zugewiesen worden, die ihnen mehr Last als Hilfe seien. Der General habe sich das widerstrebend angehört und ihn schließlich wieder entlassen. Als mein Vater schon fast draußen war, habe ihn der General noch einmal zurückgerufen: »*Sie sind Kinderarzt*«, fragte er. – »*Ja*«, antwortete mein Vater. – »*Haben Sie ein weiches Herz?*« – »*Ja.*« – »*Behalten Sie es!*« Damit ließ er meinen Vater gehen.

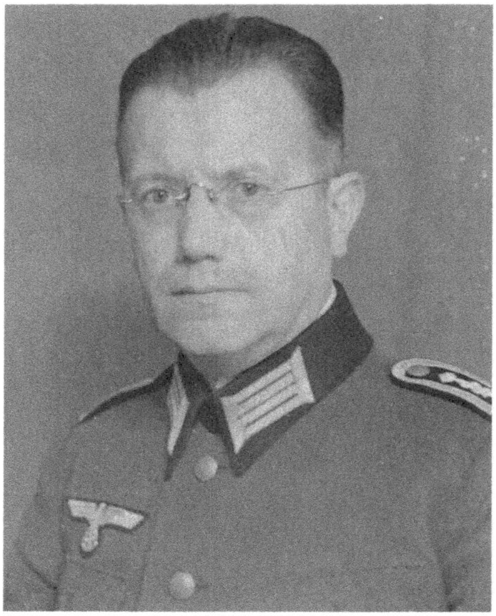

Max Schmidt in Wehrmachtsuniform 1940

An zwei andere Reaktionen auf die Musterungstätigkeit meines Vaters erinnere ich mich. Die erste äußerte der später als Zeitungskönig bekannte und umstrittene Axel Cäsar Springer. Nach dem Krieg schrieb er meinem Vater einen langen Brief und dankte ihm überschwänglich für seine Rückstellung: »*Sie haben mir das Leben gerettet!*« Das andere Beispiel kann ich selbst bezeugen: Bei einem Besuch in Iserbrook, als mein Vater gerade von seinem Patientenbesuch zu seinem DKW zurückkehrte, rief plötzlich einer der Straßenarbeiter, die in der Nähe arbeiteten, seinen Kollegen zu: »*Leute, seht, das ist der Dr. Schmidt, der mit das Leben gerettet hat! Er hat mich ausgemustert!*« Diese Vorfälle mögen meinem Vater ein gutes Gewissen gegeben haben, wenn er sich fragte, was er denn während der NS-Zeit getan habe, gegen die geschehenen Verbrechen. Solche Fragen spitzten sich auf die eine, schlimmste zu, was und seit wann er von der systematischen Vernichtung der Juden und von den Vernichtungslagern gewusst habe. Nach meiner Erinnerung – ich habe ihn leider nie danach gefragt – hat er es erst gegen Ende des Krieges, Anfang 1945 erfahren: Er berichtete von einem Kollegen, der ihm gesagt habe: »*Ab heute bin ich kein Deutscher mehr! Ich habe zuverlässig gehört, dass Frauen ihre kleinen Kinder auf dem Arm in die Gaskammern tragen durften!*« Als der Bruder meines Vaters, unser Onkel Otto, Diplom-Ingenieur und Techniker, davon hörte, dass täglich Tausende vergast worden seien, erklärte er das für technisch unmöglich. Er konnte es sich nicht vorstellen.

Meine Eltern hörten, wenn es sicher war, den englischen Sender BBC deutsch. Darin wurden die Reden von Thomas Mann an »sein« deutsches Volk übertragen. Ich erinnere mich daran und wunderte mich darüber, dass er seine Hörer duzte bzw. ihrzte. In seinen Reden informierte Thomas Mann auch über die massenhafte Vergasung der Juden. Haben meine Eltern und meine Brüder es nicht gehört? Ehe ich mögliche Gründe dafür erwäge, frage ich mich selbst: Warum habe ich, obwohl ich mich schon früh intensiv mit der Judenverfolgung und -vernichtung beschäftigt habe, die Eltern nicht gefragt? War ich von ihrem inneren Widerstand gegen das NS-System so sehr überzeugt, dass ich meinte, nicht weiter fragen zu müssen? Wollte ich sie schonen? Bremste mich die Frage, wie ich mich an ihrer statt verhalten hätte?

All das wird eine Rolle gespielt haben, aber letztlich kann ich die Frage nicht beantworten. Waren weitere Gründe für das Verhalten meiner Eltern und andere Antinazis die Unvorstellbarkeit des Ausmaßes und der Systematik der Vernichtung? Von Judenverfolgung und KZs wussten sie und der dort herrschenden Grausamkeit, nicht aber von dem Ausmaß und der Systematik.

Welchen Anteil hatten Angst und Sorge um das eigene Leben und das der Angehörigen, welchen der gebannte Blick auf das Kriegsgeschehen?

Den eigenen Nachrichten wurde misstraut, aber die der BBC wurden auch mit Skepsis gehört: Propaganda gab es auch auf der anderen Seite.

Über weitere Gründe mag ich nicht spekulieren, vor allem nicht, wenn sie in die Nähe des Eindrucks von Rechtfertigung geraten. Nach dem Krieg, nachdem alle Informationen bekannt wurden, waren meine Eltern überzeugt, dass Deutschland seine Schuld und Schande nie loswerden würde.

Die Musterungszeit des Vaters währte bis Mitte April 1945. Am 18. April schreibt die Mutter an ihren Ältesten schon nach Dänemark:

Papa ist erstmal entlassen und lebt ordentlich auf. So ist es doch leichter. Sprechstunde ist in diesen Tagen weniger bei dem schönen Wetter. So kommt Papi etwas zur Ruhe.

Das hatte er bei der Mehrfachbelastung durch Musterung, Sprechstunde und Praxisbesuche auch dringend nötig. Über die oft tägliche Musterungszeit klagen die Mutter und auch er selbst mehrfach. Sie ging auf Kosten seines ärztlichen Tuns. Von dem angeschlagenen Gesundheitszustand des Vaters schreibt sie auch am 5. April:

Uns allen geht es gut, d. h. Papa könnte besser sein. Vor 2 Tagen dachte ich, er müßte ins Bett. Er hatte wohl einen kleinen Infekt, der die letzte Widerstandskraft nehmen wollte. Heute aber ist es überwunden. Es macht natürlich die Ernährung und die allgemeine Abspannung. Er ist noch wieder dünner geworden. Es fehlt die Butter aus Deiner Gegend.

Ein weiterer Grund für den schlechten Gesundheitszustand war die Furcht, dass auch er selbst noch zum Volkssturm eingezogen werden könnte. Am 5. April hatte die Mutter noch geschrieben: »*Der Volkssturm ist bereit. Hoffentlich wird Papa nicht abberufen vom Kommando. Einstweilen mustert er noch.*« Diese Sicherung war allerdings wenige Tage später weg. Doch der Kelch, in letzter Minute noch an die Front zu kommen, ist an ihm vorübergegangen.

Aus der Ferne hat Jürgen sich um seinen Vater und Bruder Peter die gleichen Sorgen gemacht, sie klang in manchen Briefen an, so im Brief vom 17. April schon aus Dänemark: »*Hoffentlich ist Peter noch da* (zu Hause);

um ihn mache ich mir große Sorgen.« Und im ersten Brief aus Deutschland vom 7. Juni dringt er auf neue Nachrichten seit dem letzten Brief: »*Geht es Euch allen gut? Ist Papa entlassen? Ist Peter auch zu Hause?*« Die Ungewissheit währte nicht lange. Im nächsten Brief, drei Tage später, bestätigt Jürgen den Erhalt des Briefes unserer Mutter vom 20. Juni. Er brachte ihm zwar die traurige Nachricht vom Tod seines engen Freunde Rolf Winterstein, aber auch beruhigende Nachrichten von zu Hause, auch vom Vater, der das Kriegsende sehnlichst erwartet und heil erlebt hatte.

Kriegsende aus der Perspektive des ältesten Sohnes

Mein ältester Bruder Jürgen wurde nach Ostern 1943 als Flakhelfer eingezogen, kam Frühjahr 1944 bis Ende August zum Reichsarbeitsdienst nach Ostpreußen und Pommern, wurde anschließend noch Soldat bei der Marine-Artillerie zuerst in Stralsund und musste anschließend noch in Swinemünde an die Front. Zu seinem großen Glück wurde seine Batterie am 26. März 1945 noch rechtzeitig nach Dänemark abgezogen, ehe die anrückenden sowjetischen Truppen ihnen den Rückweg abschneiden konnten. Der reiche Briefwechsel zwischen meinem ältesten Bruder Jürgen und unseren Eltern erinnert an den Briefwechsel zwischen meinem Vater und seiner Familie während des Ersten Weltkriegs. Etliche Parallelen persönlicher Art springen in die Augen; politisch überwiegt der Unterschied: Eine strenge Zensur wie während der Nazizeit gab es damals nicht, sie verbot allen Regimegegnern offene Äußerungen. Zum heutigen Verstehen ihrer Briefe ist dies stets zu berücksichtigen: Die Briefschreiber suchten Wege, wie sie gleichgesinnten Empfängern ihre Meinung signalisieren könnten. In den Briefen meiner Eltern und meines ältesten Bruders fand ich das Mittel der ironischen Übertreibung. Im Übrigen gewichte ich den Anteil politischer Bemerkungen im Verhältnis zu Alltagsthemen. Musterbeispiele dazu finden sich in Briefen nach dem gescheiterten Attentat auf Hitler am 20. Juli 1944. Ein weiterer wichtiger Unterschied: Im Zweiten Weltkrieg waren die Briefschreiber auf beiden Seiten vom Krieg direkt bedroht. Darum durchzieht die Briefe auch meines Bruders die Sorge um das Ergehen seiner Familie zu Hause.

Als erstes fällt auf, dass meine Mutter erst am 24. Juli 1944 auf das Attentat zu sprechen kommt, nicht aber in ihren Briefen vom 21. und 23. Juli; auch mein Vater verliert in seinem Brief vom 25. Juli darüber kein Wort. Immerhin schreibt er vieldeutig von einer besseren Zukunft, bezogen auf das künftige Studium Jürgens »*vielleicht in einer schönen kleinen deutschen Universitätsstadt* (...). *Wir sind dieser Zukunft trotz der schweren Zeit näher gerückt und das soll uns wirklich froh stimmen und über das Gegenwärtige hinweghelfen.*« In ihrem Brief vom 24. Juli schreibt die Mutter auch nicht sofort vom 20. Juli, sondern findet erst über Umwege zum Thema: »*Heute hat die Sprechstunde bis 19 h gedauert. Jetzt ist Papa noch fort, will sich noch mit Herrn H.* (Heldmann) *und W.* (Willhöft) *besprechen. Jeder hat Bedürfnis nach Aussprache in dieser ernsten Zeit.*« Die Abkürzung der Namen sagt schon viel aus und verweist auf die Zensur. Für sie ist dann offensichtlich die unmittelbare Fortsetzung gedacht: »*Wir sind aber alle froh, daß mit unserem Führer alles so gut abgegangen ist. Heute ist ein Bild in der Zeitung vom Tatort. Da wundert man sich, daß es so gegangen ist. Es sind anscheinend ja nur wenige Verblendete gewesen, wo schon nach 6 Std alles wieder bereinigt war.*« Damit ist das leidige Thema abgehakt, Pflicht erfüllt in für Jürgen verständlicher Wortwahl; er kannte genau die Einstellung der Eltern. Der Nazipropaganda gibt sie gegen Ende noch einmal Raum: »*Nun soll aber bald die neue V-Waffe kommen. Vielleicht hören danach die Angriffe auf für uns.*« Das klingt nicht nach großer Siegeszuversicht!

Der Feldpostkarte der Mutter vom 23. Juli fügt die Großmutter noch zwei bemerkenswerte Sätze hinzu: »*Aus der Feder Deiner Großmutter will heute gar nichts heraus; es wird besser gehen, wenn es ohne Unterschriften Sammlung geht.*« Was sie genau meinte, hat Jürgen wohl verstanden, wir heute weniger; aber es dürfte auf die Zensur deuten. Aufschlussreich sind auch die Briefe von Jürgen nach dem 20. Juli: Im ersten Brief vom 21. aus Driesen in Pommern, wo er im Arbeitsdienst schuftet und gleichzeitig militärischen Drill aushalten muss, knüpft er an seine Gedanken zum Geburtstag des Vaters (am 17.) diese Bemerkung: »*Grade nach den letzten großen Ereignissen, wäre ja allerhand zu besprechen. Wir hören hier nur sehr dürftige Nachrichten.*« Mehr zu schreiben, war ihm offensichtlich zu gefährlich. Ausführlich geht er auf das Attentat im nächsten Brief vom 23. Juli an die Mutter ein: Im Zusammenhang seiner eigenen unsicheren Zukunft schreibt er:

Und wie hätte sich beinahe alles geändert, doch hat die Vorsehung ja wieder einmal die Hand im Spiel gehabt, womit diese feigen und dummen Usurpatoren natürlich nicht rechnen konnten, und hat unsern geliebten Führer und damit unser ganzes Volk vor dem fürchterlichen und so gefürchteten Untergang bewahrt! Allerdings scheint es ja ziemlich hoch her gegangen zu sein, da doch Bataillone des Heeres eingesetzt waren und diese politischen Idioten füsiliert haben. Endlich einmal werden diese Leute, die bei der Revolution vergessen worden sind, endlich auch einmal beim Kragen genommen, dadurch daß der SS-Führer zum Oberbefehlshaber des Heimatheeres ernannt worden ist. Es wird jetzt endlich der langersehnte Augenblick eines noch totaleren Krieges, einer noch schärferen Kontrolle und erhöhten Einsatzes kommen, damit solche Schweinereien in Zukunft vermieden werden. Alle Verräter seien gewarnt. Für solche Leute gilt das Gebot der Stunde: Noch vorsichtiger! Gestern abend hatten wir noch eine ergreifende Trauerkundgebung, die uns allen die Herzen höher schlagen ließ. Unser Chef redete mit einer Begeisterung, die ich ihm kaum zugetraut hätte und auch selten gesehen habe! (…) Heute abend findet auch in der Stadt noch eine Kundgebung statt, an der wir auch mit teilnehmen dürfen und uns auch sehr freuen, nur ist das Thema noch vollkommen unbekannt.

Mit der Klage über die mangelnde Nachrichten – *»allenfalls wird uns mal der Wehrmachtsbericht einmal vorgelesen«* – fährt er fort:

Man möchte doch gerade in dieser so hoch interessanten Zeit, die wir doch miterleben dürfen, so viel mehr hören. Früher bei der Luftwaffe hatten wir doch etwas mehr politischen Unterricht. Hier haben wir allerdings auch welchen, doch ist der natürlich für die einfacheren abgestimmt, und auch das können die Volksdeutschen kaum verstehen. Du kannst Dir also vorstellen, daß das im ganzen etwas primitiv und langweilig ist. Wir sind ja nur rund 60 Oberschüler.

Seine Erwartung über ihre direkte Zukunft zielt auf eine Verlegung in den Westen, *»um die Anglo-Amerikaner selbst auf's Haupt zu schlagen (…)«*. Sollte Bruder Jürgen so naiv gewesen sein, das wörtlich zu meinen?

Der bewusst fast vollständig wiedergegeben Passus zum 20. Juli aus dem Brief vom 23. Juli erscheint mir mit seinen vermutlich teils beabsichtigt, teils unbeabsichtigt unklaren bis widersprüchlichen Formulierungen ein Muster für zensurbewusste Schreibweise. Die Eltern werden sie verstanden haben, mir fällt es schwerer.

Im am gleichen Tag (23. Juli) geschriebenen Brief an seinen »*lieben Papa*« finden sich einige Anspielungen auf den »*totalen Kriegseinsatz*« und das eigene viele Arbeiten, »*um den Anforderungen der Front standzuhalten und um unseren tapferen Soldaten gerecht zu werden*«. Mehr als diese pflichtgemäßen Sätze wird den Vater die unmittelbare (!) Fortsetzung gefallen haben: »*Daß Du Dir ja einmal einen Abendspaziergang frei machen kannst freut mich ganz besonders. Wie gerne würde ich mit gehen, doch wollen wir alles Versäumte noch einmal nachholen, wir hätten uns ja soviel zu erzählen!*« Auch in den Briefschluss dürfte der Vater voll eingestimmt haben: »*Sonst herrscht ein großartiger Humor, der über alles hinweg hilft; was lachen wir manchmal abends, wenn es im Stubendurchgang etwas rund geht! Jetzt ab, Schluß! Also. Kopf hoch!*«

Solche Worte geben einen Eindruck von der herzlichen Verbundenheit von Vater und Sohn. Diese enge Verbundenheit bezeugt auch der Brief unseres Vaters an seinen Ältesten zu Weihnachten 1944 vom 21. Dezember; zugleich gibt er Einblick in sein Inneres:

> *Nun steht das Weihnachtsfest schon dicht vor der Tür. Unsere Gedanken weilen in diesen Tagen noch mehr bei Dir als sonst. Es wird ein recht stilles, besinnliches Fest werden. Die Fröhlichkeit ist durch den furchtbaren Kriegslärm weit erstickt. Trotzdem haben wir doch so viel, über das wir uns freuen können: daß wir heil sind, unser Heim und unsere Familie haben und die innigste Liebe uns alle miteinander verbindet. Wir wollen dafür dankbar sein. Und wir wollen weiter tapfer auf die Zukunft hoffen! Unsere Gedanken werden sich in den Feiertagen in den gleichen Wünschen treffen.*

Am Heiligabend schreibt der Vater noch einmal (nach 23.30 Uhr), bekräftigt ihrer aller Denken an ihn und erzählt:

Wir haben einen schönen Heiligabend gehabt. Und wir hoffen und glauben auch, daß Du ihn auch gut und trotz der schweren Zeit froh verbracht hast. (…) Mutti hat ihn (den Brief) *beim Weihnachtstreffen noch einmal allen zusammen verlesen. Und in die leise Wehmut, dich nicht in der frohen Runde zu haben, mischte sich hoffend die Freude über unsere drei Jungens, Deine beiden ›kleinen‹ Brüder, mit denen Du auch so zufrieden bist, machen sich beide weiter prächtig. Sie haben sich über ihre Geschenke gefreut, auch uns bedacht und tolle Musik gemacht. Besonders unser kleiner Jan ist daran sehr eifrig. Gestern hat er im Krippenspiel bei Sieveking einen Hirten frisch und frei gespielt.*

Daran kann ich mich noch gut erinnern. Nach dem Brief des Vaters vom 10. Januar 1945 war es unseren Eltern möglich, Jürgen noch in Stralsund zu besuchen:

Die Sprechstunde ist vorüber – wie ich hoffe auch Dein Dienst. Und Du sollst schnell einen Gruß von uns haben und die Mitteilung, daß wir glatt wieder daheim angekommen sind und alles gut angetroffen haben (…). *Die Fahrt ist tadellos verlaufen. Es blieb schön warm. Wir haben gemütlich das Abendbrot verzehrt, und auch viel in die dunkle, leicht verschneite Landschaft geguckt* (…). *Ja, es waren wunderschöne Tage, und da ist es kein Wunder, daß es uns beim Abschied etwas wehmütig um das Herz war. Doch nun wollen wir wieder vertrauensvoll in die Zukunft sehen und hoffen.*

Erstaunlich, dass damals noch die Eisenbahn so zuverlässig funktionierte und die Eltern ungestört hin und zurück nach Stralsund kamen. Erst am 24. Januar 1945 schreibt die Mutter: »*Mit der Reiserei ist es auch erstmal nichts, starke Einschränkung, keine Eil- und D-Züge. Wie kommen wir da nach Swinemünde?*« Dorthin sind die Eltern dann auch nicht mehr gekommen.

Am 29. Januar 1945 bekräftigt der Vater die elterliche Sorge um ihren Ältesten und bittet um möglichst häufige, auch nur kurze Nachrichten. »*Nur jetzt guten Mut behalten und auch gute Zuversicht.*« Zur Unterstützung seiner Worte schreibt er *ein wunderschönes Wort von Lessing (...) aus seiner ›Erziehung des Menschengeschlechts‹. Das ist ein relativ kurzes Werk, worin er in 100 §§ über seinen Glauben an den Fortschritt der Menschheit spricht. Ich müßte Dir eigentlich nacheinander alle §§ niederschreiben.*

Anschließend an § 1 hebt er den § 91 hervor: »(*... dieselbe Zahl wie Dein zur Konfirmation gewählter Psalm): Geh' deinen unmerklichen Schritt, ewige Vorsehung! Nur laß mich dieser Unmerklichkeit wegen an dir nicht verzweifeln. – Laß mich an dir nicht verzweifeln, wenn selbst deine Schritte mir scheinen sollten zurückzugehen! – Es ist nicht wahr, daß die kürzeste Linie immer die gerade ist.*« Er kommentiert. »*Ist das nicht ein herrliches Wort? Gerade jetzt in diesen furchtbaren Zeiten so nötig! Wo man wirklich jeden Tag ein dutzend mal über die Menschheit verzweifeln möchte. ‚Nur laß mich dieser Unwirklichkeit wegen an Dir nicht verzweifeln'!! Wie wunderschön ist das gesagt. Wirklich wird dieses Gebet zu einem Licht, das uns auf den dunklen, verworrenen Wegen der schrecklichen Gegenwart leuchten kann, und das uns helfen kann, uns trotz allem zurecht zu finden.*« Aus Begeisterung fügt er noch gleich § 92 hinzu: »*Du hast auf deinem ewigen Wege so viel mitzunehmen! So viel Seitenschritte zu thun! – Und wie? wenn es nun gar so gut wie ausgemacht wäre, daß das große langsame Rad, welches das Geschlecht seiner Vollkommenheit näher bringt, nur durch kleinere schnellere Räder in Bewegung gesetzt würde, deren jedes sein Einzelnes eben dahinliefert? Und § 93 beginnt: ›Nicht anders! Eben die Bahn, auf welcher das Geschlecht zu seiner Vollkommenheit gelangt, muß jeder einzelne Mensch (der früher, der später) erst durchlaufen haben‹.*«

Der Begriff »*Vorsehung*« darf natürlich nicht mit seiner Usurpation durch Hitler verknüpft werden.

Die zitierten Worte sind dem Vater aus dem Herzen gesprochen und offenbaren seine Religiosität. Bemerkenswert finde ich die Zusammenschau mit Psalm 91, dem Konfirmationsspruch für Jürgen (was der Vater noch wusste) und die Rede von »*Gebet*«, aufgrund der Du-Anrede an die Vorsehung bzw. Gott. In zwei Briefen vom 22. März und 19. April 1945 schildert unser Vater die letzten Kriegstage und lässt wieder einen Blick in sein Inneres werfen, soweit er das wegen der Zensur wagen konnte und was er darum nur selten tat. Am 22. schreibt er nach Swinemünde.

Seit dem 12.3. sind wir doch recht in Sorge um Dich; mein Junge. Und wir werden uns mit einer Nachricht von Dir über jenen Angriff (auf Swinemünde am 12. März) *noch etwas geduldem müssen. Ich hoffe nur, daß Ihr gute, feste Bunker habt. Heute ist kein Brief von Dir gekommen. Morgen wird wohl einer eintreffen, denn übermorgen ist ja unsers Peters Konfirmation. Wir werden recht still feiern; die furchtbare Zeit lastet doch immer schwerer auf unserer Seele. Die tägliche, schier unaufhaltsame Zerstörung unseres Deutschlands, all der Dinge, die uns teuer sind, stimmt zu einer tiefen Traurigkeit und seelischen Schwere. Aber ich will mich aufraffen, wir müssen hoffen. Es wird doch noch etwas nach bleiben, Und wir werden wieder anfangen können. Und wir wollen wieder anfangen! Ja, wenn ich Mutti und Euch drei nicht hätte! Eben kommen aus dem Radio einige, eigentlich nur verwehte Klänge aus einem der Brandenburgischen Konzerte und aus Mozart. Ja, das ist doch wenigstens unzerstörbar; das wird doch immer wieder aus einer besseren Welt und von einer besseren Welt zu uns herübertönen und uns davon sagen und singen. Und so müssen wir als Christenmenschen doch hoffen und dankbar sein und beten, daß wir weiter in guter und gnadenreicher Hut bleiben. Was anderes können wir armen, hilflosen Menschen nicht tun. Ja, und unsere Pflicht, still und ohne Phrase. Ich bin glücklich, daß ich Arzt bin, daß ich heilen und erhalten kann, was in meiner schwachen Kraft steht. – Du hast Dir einen schönen Beruf erwählt, ich wüßte keinen besseren für mich. Und wenn ich immer wieder wählen könnte, ich würde immer wieder Arzt.*

Es folgen geradezu lyrische Töne, wie er das Frühlingserwachen der Natur anklingen lässt. »*Gemahnt also nicht auch die Natur, die doch so wild und grausam sein kann, zur Hoffnung? Immer wird der Mensch durch sie wieder gelabt. Also doch guten Muts!*«

In den zitierten Zeilen offenbart mein Vater die Kräfte, die ihn im Leben getragen haben durch manches »*finstere Tal*« (Psalm 23,4) hindurch. Musik und biblische Gewissheit wirken zusammen, verbinden sich mit Naturliebe.

Zu Peters Konfirmation schreibt der ältere Bruder an die Eltern am 12. März:

Nun habt Ihr bald einen 2. konfirmierten Sohn. Allerdings wird das Fest ja nicht so, wie wir es uns gedacht haben. Doch in Gedanken bin ich bei Euch, denkt dann auch mal besonders viel an mich. Hoffentlich braucht Peter nun nicht mehr zum Militär! Dem Einen hats grade gereicht! Na ja hoffen wir nur das Beste. Ich weiß nun nicht (ich bin wieder in großer Verlegenheit!), ob man auch den Eltern zur Konfirmation gratuliert? Na ja, ich will es lieber tun. Ich gratuliere Euch also zur Konfirmation Eures Zweiten von ganzem Herzen und hoffe, daß Ihr mit dem Zweiten mehr Glück habt als mit dem Ersten insofern, daß er zu Hause bleiben kann. Ich hoffe weiterhin, daß wir uns alle recht bald zu Hause wieder treffen können. Also nochmals alles Gute für Euren Konfirmanden.

Am 19. April antwortet der Vater auf Jürgens ersten Brief aus Dänemark, bekräftigt seine Gedanken zur belastenden Gegenwart und zur Hoffnung auf eine bessere Zukunft. Zuvor aber ermuntert er seinen Sohn, die Gaben des Landes voll zu genießen:

Ich glaube, daß D. (Dänemark) den Verhältnissen nach für die Soldaten jetzt noch der angenehmste Aufenthalt ist, besonders hinsichtlich der Magenfrage, die ja nun einmal im menschlichen Leben, wenn auch Sinn u. Kopf hoch in's Blaue ragen, eine niemals unbedeutende Rolle spielt, vornehmlich in Deinem Alter nicht. Also stärke Dich nur tüchtig. Und auch für Geist und Seele wird sich in jenen Landen vieles … (unleserlich). Helsingör, Hamlets Schloß, ist wenig südlich. Du stehst also auf klassischem Boden.« Etwas weiter heißt es: »Wir alle sind trotz allem zuversichtlich. Mutti schrieb ja, wie hier alles in Haus und Garten weiter geht (…). Schon aus diesem Optimismus kannst Du schließen, daß Hoffnung unser Panier ist, auch wenn der Kopf schwer von Sorgen und Ungewißheit ist. Du kennst mein Vertrauen und meinen Glauben.

In der Fortsetzung schildert er seinen gegenwärtigen Tagesablauf, ohne Musterung:

So habe ich den ganzen Tag für meine Praxis. Das ist schon eine Erleichterung. Ich bin aber wirklich ein wenig müde und an Spannkraft fehlt es etwas. Daher auch meine seltenen Briefe. Mit den Gedanken bin ich immer bei Dir, mein Junge! Aber wenn ich an das Schreiben denke, habe ich ein böses Gewissen. Die Zeit ist immer knapp bemessen, und es fehlt auch durch die vielen Alarme der gehörige Schlaf. Dadurch bin ich ein bißchen schlapp geworden. Wie leicht würde ein kurzer Urlaub alles wieder gut machen! Wann werden wir den wieder haben? Doch warum soll man nicht Pläne machen? Gerade in diesen wundervollen Frühlingstagen, so lind und weich, voller Blüten und frischem Grün, träumt die Seele von der Ferne, hinaus in ferne, göttliche Regionen. Ich erinnere wieder an den herrlichen Eingang des 1. Kapitels vom 7. Buch der Lehrjahre: ‚Der Frühling war in seiner völligen Herrlichkeit erschienen (…). Die Sonne trat wieder in ihrem Glanze hervor, und auf dem grauen Grunde erschien der herrliche Bogen. Wilhelm ritt ihm entgegen und sah ihn mit Wehmut an. ›Ach!‹, sagte er zu sich selbst, ›erscheinen uns denn eben die schönsten Farben des Lebens nur auf dunklem Grunde?‹ (Goethe, Wilhelm Meisters Lehrjahre).

Dass mein Vater Goethe zitiert, zeigt seine eigene Goetheverehrung und dessen Präsenz in seinem Kopf. Aus einem früheren Brief (vom 13. August 1944) an Bruder Jürgen geht hervor,

daß Du, weil etwas mehr Zeit vorhanden ist, sogar mit dem Lesen von Wilhelm Meisters Lehrjahren begonnen hast. Ich lese sie auch wieder jeden Abend und mit größtem Gefallen. Für Dich, ja sogar für mich, wird es vielleicht etwas schwer sein, über die ersten Kapitel hinwegzukommen; aber dann wird die Erzählung so reich und lebendig.

Vater und Sohn haben also bei all ihrer Beanspruchung Zeit zur Goethelektüre gefunden und sich innerlich gestärkt. Der Vater mag an seine eigenen Erfahrungen aus dem Ersten Weltkrieg gedacht haben; im Briefwechsel mit seinem Bruder kommt Goethe ja vor.

Der Brief schließt mit sehnsüchtigen und ermunternden Worten:

Wann werden wir die geliebten Berge wieder sehen, wann von ihnen wieder in Weite und Freiheit schauen? Es wird einst wieder sein! Und

> *darum: Freuen wir uns! (…) Auch aus Deinem Brief spricht, trotz zeitweiliger Verzagtheit, Zuversicht. Schreib' Dir nur immer Deine Sorgen von der Seele.*

Zu solchen Einblicken in sein Leben passt der »*innigste Gruß*«, mit dem »*dein Papa*« seinen langen Brief schließt. Auch er dürfte sich damit »*seine Sorgen von der Seele*« geschrieben haben. Jürgens Briefe aus Dänemark spiegeln eine damals abgehobene Wirklichkeit wider: »*Ich sitze jetzt am Meer (…), der Abend ist wunderschön warm und milde (…). Ich sitze also hier, genieße den Frieden, träume den Wolken nach, lausche den Vögeln und sehne mich nach Hause. Es ist so wie in Wittenbergen am Steilufer, das Meer plätschert nur ein ganz wenig wie die Elbe. Ach, es ist wunderschön! Wenn ich nur erst wieder bei Euch wäre. Ich will gern auf all das gute Essen verzichten, ich will auch gar nichts mitnehmen, ich will nur nach Hause!*« Um die Zukunft sorgt er sich nicht, »*alles wird seinen vorherbestimmten Lauf nehmen und alles wird wieder gut*«. Sorge macht er sich jedoch um seinen Bruder Peter, der, wie er wusste, zum Volkssturm eingezogen worden war. »*Hoffentlich ist Peter noch da, um ihn mache ich mir große Sorge!*«, schreibt er in seinen Grüßen zum Schluss (Brief vom 19. April).

Zugleich schreibt er von überreichem Essen »*mehr aus Langeweile und aus Sport, Hunger habe ich nie mehr. Wie soll das nur zu Hause werden?*« Welche Mengen er dabei verschlinge, übersteigt jegliche normale Fassungskraft: »*Gestern Abend habe ich eine halbe Torte gegessen, ich war aber auch wirklich satt, es war eine herrliche Sahnetorte, Ihr könnt daran sehen, was ich alles verdrücken kann. Heute Abend habe ich gegessen: Rührei von 8 Eiern mit Bratkartoffeln, Schinken und Butter (zusammengebraten), dann noch 1/8 Torte, ½ Kochgeschirr mit etwas verunglückten aber inhaltsreichen Pudding (mit Eiern und Sahne) und dazu ¾ l Milch und bei andern habe ich auch noch Pudding probiert. Morgen werde ich im nächsten Ort auch gut essen.*« Dass ihm bei einem solchen Überfluss bang ist um die Ernährungslage zu Hause, unterstreicht seine Sehnsucht nach Hause: »*Macht Euch um mich nun bitte keine Sorge, mir geht es bestimmt gut, auch wenn manchmal die Stimmung etwas unter 0 ist. Auch werde ich noch einmal wieder nach Hause kommen*« (20. April 1945, ohne Anmerkung zu dem Datum!).

Sein erster Brief aus Deutschland datiert vom 7. Juni:

Nachdem endlich dieser verfluchte Krieg so, wie wir erwartet hatten zu Ende gegangen ist, habe ich (…) am 1.6. Dänemark verlassen. Wir sind am 15.5. aus Münkerup bei Helsingör abmarschiert und sind gestern hier in Bargen bei Lunden (Friedrichstadt/Eider) nach gut 300 km Fußmarsch eingetroffen.

Etwas später noch einmal, allerdings schreibt er jetzt vom »*verfluchten Nazi-Regime*«:

Ja, ja nun ist der Krieg zu Ende, jetzt könnt Ihr wieder ruhig schlafen, von nun kann es ja nur noch aufwärts gehen. Endlich ist dieses verfluchte Nazi-Regime beseitigt, alles so wie wir es vorausgesehen und erwartet hatten. Hoffentlich bin ich auch bald wieder bei Euch.

Von Bargen sind sie in ein Kriegsgefangenenlager bei Hemme (bei Heide) verlegt worden. Von dort gibt es zwei Briefe; im ersten, nicht datiert, beschreibt er den Rückmarsch aus Dänemark als

recht nett. Das Wetter war uns hold und wir haben vieles gesehen. Mit meinen Füßen ist alles klar gegangen. Ich bin ein ausgezeichneter Wanderer: 30 km am Tag ist eine ganz nette Leistung. Einmal haben wir in 24 Std auch 56 km gemacht. Im übrigen könnte ich über den Marsch Bücher schreiben (…). Zu der Politik kann man nur wohl sagen, daß die Nazis nichts mehr machen, sondern jetzt die andern regieren. Es ist doch wirklich alles so gelaufen, wie wir es erhofft hatten. Warum jetzt noch verzweifeln. Ich bin auch sonst guten Mutes, aber ich habe keine Lust hier noch monatelang im Zelt zu liegen.

Da er alles Geld in Dänemark lassen musste und jetzt nichts mehr habe, fleht er die Eltern an: »*Also kommt bitte! Fragt nicht lange nach Unterkunft usw., sondern kommt, wenn es irgend geht.*« Die Mutter hat mehrfach versucht, mit einem ihr empfohlenen Autofahrer zu kommen; aber nicht ein einziges Mal hat es geklappt – zu meiner großen Erleichterung, denn ich hatte schreckliche Angst um sie. An ihrer Stelle ist Bruder Peter aufs Rad gestiegen und hat mit einer Übernachtung bei Bekannten in Itzehoe die Strecke nach Hemme gemeistert. Vom guten Zusammensein mit ihm schreibt Jürgen in seinem letzten Brief aus Hemme am 22. Juni:

> *Meine lieben Eltern, ich kann schnell einen Brief nach Hamburg mitschicken. So könnt Ihr gleich Nachricht von dem guten Peter haben. Er sitzt jetzt bei mir und kann vorläufig nicht wieder raus. Der Kanal und die Eider, also das Sperrgebiet, werden plötzlich strengstens überwacht, so daß ein Durchschlüpfen unmöglich ist. Wir werden hier alles versuchen, ihn so bald wie möglich raus zu kriegen, vielleicht kann er doch einmal mit einem Auto mitfahren. Vielleicht könnt Ihr auch von Hamburg durch die Polizei etwas unternehmen. Sonst ist Peter bei mir sehr gut aufgehoben. Essen und Verpflegung empfängt er hier bei uns besser als bei Euch. Ich bin nämlich im Verpflegungsstab der Kompanie. Ihr braucht Euch also keine Sorgen um ihn machen.*

Kurz danach wurde Jürgen unverhofft mit Hilfe eines Oberstabsarztes wegen einer früheren Rückenverletzung ins Lazarett nach Blankenese entlassen; das war im Finanzamt untergebracht, der letzte Schritt nach Hause. Aufgrund widriger Umstände (Sperrung des Nord-Ostsee-Kanals) musste Bruder Peter noch länger bleiben; unter abenteuerlichen Bedingungen – mit dem Fahrrad in einem Güterwagen versteckt – ist er schließlich Anfang Juli über den Kanal gelangt und auf der anderen Seite aus dem Waggon befreit worden. So konnte er mit dem Rad weiter nach Hause fahren, und die ganze Familie war glücklich wieder zusammen.

Kriegsende zu Hause

Dazu habe ich außer meinen eigenen Erinnerungen zwei detaillierte Aufzeichnungen, die Tagebucheintragungen meines Bruders Peters mit später angefügter Ergänzung und den Briefwechsel unserer Eltern mit Bruder Jürgen. Das Tagebuch meines Bruders Peter enthält Details über die Volkssturmzeit, die Peter seit Anfang Januar 1945 absolvieren musste, seine Musterung am 3. April mit dem Ergebnis: ein Jahr zurückgestellt, auch vom Arbeitsdienst wegen körperlicher Untauglichkeit. Zum 20. April steht im Tagebuch:

Heute ist der Unglückstag des deutschen Volkes. – In den schwarzen Bergen (gegenüber von Blankenese) *wird gekämpft. Man sieht vom Bismarckturm es überall brennen und Einschläge. Heute morgen fand leichter Beschuss auf Harburg statt.*

Seit dem 21. sind wiederholt Granateneinschläge vermerkt. An den »*Abschuss, dann das Heulen und dann den Einschlag*« kann ich mich genau erinnern. Am 22. April heißt es:

Es schießt wieder. Die Abschüsse hört man im SW, das Pfeifen im S, den Einschlag im SO. (…) Jetzt ist gerade Feuerpause (18.15). 100 Schuß sind bald hier niedergegangen.

Das Unangenehme des Artilleriebeschusses war, dass es vorher keinen Alarm gab. Aber der Beschuss hielt sich in Grenzen, galt meist dem Elbufer und den wenigen übrig gebliebenen Schiffen. Der letzte Eintrag stammt vom 27. April: »*Den ganzen Tag schießt es heftig.*« Spätestens ab dem 2. Mai, dem Tag der Übergabe Hamburgs an die Engländer, war Schluss.

Die Tagebucheintragungen ergänzte Peter später (aber wann?) »*aus der Erinnerung*« um wichtige Einzelheiten. Trotz Zurückstellung bei der Musterung entkam er dem Volkssturm nicht – eindrucksvoll schildert er die schikanöse Behandlung durch dürftige Ernährung, Exerzieren, nächtliches Antreten, »*robben, hinlegen, auf etc. Aber das Schlimmste war der Durst. (…) Das war System.*« Stolz aber berichtet er die nicht abgesprochene, einhellige Weigerung aller Beteiligten, die sich gar nicht kannten, sich »*freiwillig*« zur Waffen-SS zu melden. Der angedrohten Abkommandierung entging mein Bruder durch unseren Vater, der ihn im Lager besuchte, er konnte mit dem zuständigen »*Lagerkommandanten, einem Offizier der Kriegsmarine*« sprechen, bekam von ihm einen guten Rat und erwirkte die Möglichkeit, mit seinem Sohn Peter allein zu reden: »*Mein Vater warnte mich vor dem beabsichtigten Erpressungsversuch und empfahl, mich freiwillig zur Kriegsmarine zu melden. Das sei der einzige Weg, um der Waffen-SS zu entkommen. Das tat ich dann auch mit Erfolg.*« Mein Vater wird es wieder einmal als Gnade empfunden haben, dass er an den Lagerkommandanten herangekommen war und von ihm den rettenden Rat erhielt; durch die sofortige Weitergabe des Ratschlags an den Sohn konnte er ihn vor dem Schlimmsten bewahren. Zugleich zeigt der Vorgang auch, wie unser Vater sich stets für seine Söhne eingesetzt hat, wo immer ihnen Gefahr drohte.

Von besonderem Interesse ist Bruder Peters Wiedergabe einer »*streng vertraulichen, fast grotesken, Erzählung*« unseres Vaters,

> *daß Hamburger Kaufleute die Initiative zu Verhandlungen mit den heranziehenden Engländern über eine kampflose Übergabe Hamburgs ergriffen hätten. Er habe es von einem anderen Kaufmann erfahren. Dieser, der viel in England gewesen war und perfekt Englisch sprach, hatte eine Angelhütte an der Este südlich von Buxtehude. Er setzte mit der Cranzbarkasse, die Fähren fuhren bis zum Schluss, über nach Cranz und fuhr dann weiter mit seinem Fahrrad durch Buxtehude die Este aufwärts bis zu seiner Hütte. Dort traf er einen britischen Offizier an, der vor seiner Hütte saß, Pfeife rauchte und angelte. Sie kamen miteinander in ein freundschaftliches Gespräch. Ob hier der erste Anknüpfungspunkt war, weiß ich nicht. Mein Vater sprach über die Sache sehr zugeknöpft, da sie streng vertraulich behandelt werden musste. Die Gruppe Hamburger Kaufleute sprachen auch den Gauleiter Kaufmann und den Hamburger Stadtkommandanten an. Sie beschworen sie, Hamburg nicht zu verteidigen. Beide stimmten zu und billigten die Verhandlungen und bevollmächtigten die Gruppe zu Verhandlungen, die dann mit der Unterzeichnung eines Abkommens über die kampflose Übergabe in Buchholz endeten. Ein großes Problem bestand darin, dass in Westmecklenburg eine Waffen-SS-Division stand, die Hamburg verteidigen sollte. Der Hamburger Stadtkommandant konnte den SS-General davon überzeugen, dass die in Hamburg stationierten Wehrmachtstruppen Hamburg allein verteidigen konnten und dass die SS-Truppen besser gegen die Russen kämpfen sollten, um sie von Hamburg fernzuhalten. Wären die Kapitulationsverhandlungen dem SS-General bekannt geworden oder hätte er von einer Kapitulation erfahren, so wäre die SS-Division sofort nach Hamburg einmarschiert und es wäre zum Kampf gekommen. Darum war mit den Engländern abgesprochen, dass die englischen Truppen zunächst oberhalb von Hamburg die Elbe überqueren und ins Herzogtum Lauenburg vorrücken sollten, um die*

SS-Division von Hamburg abzuschneiden. So geschah es und die britischen Truppen rückten von Osten nach Hamburg ein. Die vorstehende Schilderung beruht auf den damaligen Erzählungen meines Vaters.
Bruder Peter dann weiter: *Wann diese geheimen Verhandlungen begannen, kann ich nicht genau erinnern. Es muss aber einige Tage vor dem 30. April gewesen sein. Denn am 29. April überquerten gem. meiner* (zeitgleichen) *Tagebucheintragung die Engländer die Elbe bei Geesthacht. Nach Beginn der Verhandlungen stellten die Engländer die Luftangriffe auf Hamburg ein und es gab keine Tieffliegerangriffe auf Hamburger Gebiet. Nach meinen Tagebucheintragungen war der letzte Luftangriff auf Hamburg am 14. April.*

Für das »*idyllische*« Gespräch zwischen dem Hamburger Kaufmann und dem britischen Offizier kommt also die Zeit zwischen dem 20. April (Kämpfe in den Schwarzen Bergen und Anwesenheit englischer Truppen südlich von Buxtehude) und 29. April (Überquerung der Elbe durch die Engländer) in Betracht. Die Geschichte, wie sie auch im Einzelnen abgelaufen sein mag, ist in mehrfacher Hinsicht bemerkenswert: Einmal hat sich Hamburg als *Kaufmanns*stadt von einer sehr positiven Seite gezeigt. Zum anderen gibt sie einen Eindruck von politischen Aktivitäten unseres Vaters und von Kontakten zu einflussreichen Akteuren. Nicht zuletzt unterstreicht die »streng geheime« Weitergabe an Bruder Peter sein Verständnis der kampflosen Übergabe Hamburgs und der folgenden bedingungslosen Kapitulation Deutschlands als Befreiung. Darauf deuten folgende Sätze aus dem gleichen Zusammenhang:

Als Gauleiter Kaufmann in seiner Rundfunkansprache am 2. Mai abends die kampflose Übergabe Hamburgs ankündigte, herrschte riesige Erleichterung. Es gab keinen Jubel, nur Erleichterung. Zum Jubeln bestand kein Anlass, nicht etwa weil der Krieg verloren war, das hat uns nicht erschüttert (…).

In seinen Erinnerungen findet sich noch eine besondere Begebenheit, die sowohl unseren Vater als auch meinen Bruder Peter kennzeichnet: In seinem Tagebuch erzählt er, *daß er in den letzten Apriltagen* (als die Engländer bereits auf der anderen Elbseite standen) *häufig auf dem Aussichtsturm vom Bismarckstein stieg, meist mit meinem guten Freund Karsten* (Moritz, ein niederer HJ-Führer). *Auf die alte Aussichtsplattform* war *Anfang des Krieges eine Holzkonstruktion mit einer höheren Plattform gesetzt, auf der ein leichtes Flakgeschütz montiert«*, inzwischen aber längst *»abmontiert war* (…). *So hatten wir freie Aussicht nach allen Seiten. Einmal waren Karsten und ich wieder oben auf dem Turm und begannen damit im Übermut einige Bretter abzubrechen: Es machte ziemlichen Krach. Zufällig kam mein Vater vorbei und rief: ›Was macht ihr bloß da oben?‹ Wir riefen zurück: ›Wir demontieren das Dritte Reich‹, was nicht ganz ungefährlich war.*

So sehr die schlagfertige Antwort unserem Vater aus dem Herzen gesprochen war, ihm dürfte nicht wohl dabei gewesen sein, denn ebenso wie er »*zufällig*« vorbeikam, hätte ein überzeugter Nazi vorbeikommen können, von denen einige in jener Endzeit gefährlich geworden waren. Unser Vater hatte vor unserem Haus eine solche Szene erlebt: Als er einen Bekannten wie üblich mit »Guten Tag« begrüßte, tadelte ihn Passant von der anderen Straßenseite aus: »*Der Feind steht vor der Tür, und Sie grüßen nicht mit dem ›Deutschen Gruß‹!*« Darauf mein Vater: »*Ist ›Guten Tag‹ kein deutscher Gruß?*« Die Antwort half meinem Vater aus der brenzligen Lage.

Die detaillierten Ausführungen meines Bruders über die »äußerste Spannung und Furcht«, die die letzten Kriegstage geprägt hätten, kann ich aus eigenen Erinnerungen bestätigen, vor allem aber die »*Erleichterung*«, die wir alle seit dem 2. Mai abends empfanden. Damit bestätigte sich zugleich eine Vorhersage des gleichen Bruders: Geraume Zeit vor meinem Geburtstag am 22. Mai hatte er mir zugesagt: »*An deinem nächsten Geburtstag ist der Krieg zu Ende!*« In einem Brief vom 11. und 13. Juni erzählt meine Mutter ihrem Ältesten im Gefangenenlager das Kriegsende in Hamburg:

Es hat 3 Wch. länger gedauert, als wir gedacht (…). *Am Donnerstag 3.5. wurde dann angekündigt, daß ab 13 h alles von der Straße zu verschwinden hätte und die Engländer um 17 h einmarschieren würden. Es war doch ein eigenartiges Gefühl. Wir haben hier von einem Ein-*

marsch natürlich nichts gemerkt. Sie kamen von Harburg und aus Richtung Bergedorf. Am Freitag war noch völliges Ausgehverbot. Wir haben die absolute Ruhe hier sehr genossen in unserm Garten, keine Bahn, kein Auto, kein Geräusch. Dann kam Sonntagabend die Schreckensnachricht: die Engländer sind da und beschlagnahmen Häuser.« Es folgen einige Beispiele. »*Am Montag war ein schreckliches Hin und Her in der Gegend Godeffroystraße. (…) Und nun die Sorge, wann kommen wir dran? Ist die Praxis ein Schutz? Ach, dachten wir, vom Druck frei zu sein, nun kommt ein neuer Druck.*

Die Praxis war ein Schutz, beglaubigt durch eine Bescheinigung der Hamburger Ärztekammer, die an unserer Haustür befestigt wurde.

Im gleichen Brief schreibt sie von den Bemühungen des Vaters, mit dem Auto zu Jürgen zu fahren, aber: »*Bisher hat Papa nur Freifahrt bis 20 km außerhalb der Stadtgrenze*«, um seine Patienten in Wedel oder Schenefeld zu besuchen. Ferner berichtet sie vom »*Glück im Unglück*«, das ihre Schwester und Mann gehabt hätten: Ihr Haus am Hohenzollernring in Bahrenfeld hat einen Treffer abbekommen, auf der Rückseite und bis in den Luftschutzkeller hinein. Wenn sie darin auf ihrem Stammplatz gesessen hätten, hätte es sie erwischt. Jetzt fanden sie Unterschlupf in unserem Haus. »*Das Zusammensein geht sehr gut und harmonisch.*« Im ersten Brief unserer Mutter nach Erhalt der ersten Nachricht von Jürgen aus Hemme stehen diese Sätze:

Wie sind so erleichtert, daß der Druck endlich von uns genommen, daß wir keine Bomben mehr fürchten brauchen und die braune Bande los sind. Wir atmen wieder freier! In welches Unglück haben diese Nazis uns geführt! Was ist aus unserm schönen Deutschland geworden. Wie dankbar sind wir, daß Hamburg nicht auch noch verteidigt – und damit bis ins letzte zerstört worden ist.

In diesen kurzen Worten ist die Überzeugung meiner Eltern zusammengefasst: »*Die braune Bande*« trage die Schuld an dem ganzen »*Unglück*«, das »*unser schönes Deutschland*« habe. Das Wort »*Befreiung*« fällt zwar nicht, aber es würde ihr Denken und Empfinden treffen. Für sie war die Katastrophe zuerst eine geistige und erst in deren Gefolge eine materielle!

Wie für diese Zeit kennzeichnend, enthalten die Briefe unserer Mutter an Jürgen gegensätzliche Nachrichten. Eine traurige enthält ihr Brief vom 20. Juni 1945, die Todesnachricht von Jürgens engstem Freund: »*Rolf* (Winterstein) *kommt nicht wieder. Er ist noch ganz zuletzt* (wie etliche andere in seinem Alter) *von der Kriegsschule aus zum Einsatz gekommen und bei Gera gefallen.*« Ein Gegenbeispiel kann sie von einem anderen Freund nur als Vermutung weitergeben, »*daß er vielleicht in Gefangenschaft ist. Er ist mit einem andern von einer Erkundigung nicht zurückgekehrt. Hoffen wir das Beste*« – die Hoffnung hat sich erfüllt.

Den zitierten Berichten füge ich nur zwei Einzelheiten hinzu. Einmal: Die erwartete und erhoffte (!) Niederlage Hitler-Deutschlands nahm ich wahrhaftig im Sandkasten schon einige Zeit beim Soldatenspielen mit Nachbarfreunden vorweg. Zu meiner eigenen Verwunderung wählte ich seit längerem bei der Wahl der Partei, die Engländer! Ich kann es nur als eine Art Nachplappern dessen verstehen, was ich zu Hause immer wieder hörte. Zum anderen: Bevor Ausgangssperre verhängt wurde, sind wir Kinder aus den Nachbarhäusern auf die große Wiese »unseres« Goßlers Parks gelaufen und haben Freudentänze aufgeführt. Keine Fliegerangriffe mehr, keine Angst mehr davor, kein quälendes Ausharren im Luftschutzkeller! Über die Zukunft machte ich mir keine Sorgen. Ich wäre damit einverstanden gewesen, wenn die Britische Zone, zu der Hamburg gehörte, zu England gekommen wäre.

Nachkriegszeit 1945–1977

Hungerzeit

Solange die deutschen Besatzer die besetzten Länder und ihre Landwirtschaften vor allem in Polen und anderen Ostländern skrupellos ausbeuteten und daraus die eigene Bevölkerung versorgen konnten, ging es auch uns, was die Ernährung anbelangt, weithin gut. Diese Quellen aber versiegten gegen Ende des Krieges, und im gleichen Zuge wurden Lebensmittel immer knapper. Im gleichen Maß breitete sich der Schwarzmarkt aus. Zigaretten, die es auch nur auf Marken gab, wurden eine »zweite Währung«, mit der man die Löcher im eigenen Haushalt stopfen konnte. Da meine Eltern Nichtraucher waren, hatte unsere Familie gute Karten. Im Tauschgeschäft mitzuspielen, taten sie allerdings nur ungern, es war wider ihre Einstellung. Im Tagebuch meines Bruders finden sich mehrere Eintragungen zum Thema Hunger. Später ergänzt er: Bei den Bauern, deren Kinder unser Vater behandelte, konnte er wie auch ich *»etwas Milch holen und erhielt manchmal auch ein Ei. Aber sie wurden streng hinsichtlich ihrer Abgabepflicht kontrolliert, sodaß wir außer Gemüse sonst nichts erhielten. Auch auf den Straßen wurde von der Polizei kontrolliert. – Es war für meine Mutter sehr schwer, ihre Familie mit drei heranwachsenden Söhnen einigermaßen durchzubringen (…) der Hunger war weiter unser ständiger Gast. Aber wir konnten ohne Furcht und Angst leben.«* In der Tat lag die Hauptlast auf unserer Mutter: Sie teilte die Brotscheiben und, was darauf, kam sorgfältig nach den Zuteilungen ein. Dabei verzichtete sie schon manches Mal zugunsten anderer und, wie sie später zugab, sei etliche Male hungrig zu Bett gegangen.

Eine wesentliche Hilfe bot uns unser Garten, einmal durch die vorhandenen Obstbäume, vor allem Äpfel und Birnen. Während der Erntezeit hatten wir reichlich zu essen. Äpfel und Birnen wurden z. T. zum Bäcker gebracht und in Trockenobst verwandelt, im Winter eine willkommene Ergänzung. Dazu kamen Johannis- und Stachelbeeren, aus denen Marmelade gekocht wurde. Schon im letzten Kriegsjahr 1944 hatten unsere Eltern Hühner angeschafft, untergebracht in einem vorgefertigten Stall mit Auslauf unter einem großen Apfelbaum. Dazu wurden Blumenbeete und auch der Vorderrasen für Gemüse und Kartoffeln umfunktioniert. Von diesen fruchtbaren Errungenschaften hatte unsere Mutter noch im Krieg mehrfach in ihren Briefen an ihren Ältesten erzählt: »*Wir werden eine schwere Zeit vor uns haben bes. mit der Ernährung. Wenn wir nur heil bleiben im Haus, dann werden wir schon durchkommen. Den Vorderrasen haben wir abgetragen, Dünger untergelegt für Kartoffeln*«, Stauden und Blumen zusammengepflanzt, »*und dadurch ist ein großes Beet für Mais und Gemüse entstanden, am sonnigsten Platz*« (15. April 1945).

Am 18. April fuhr sie fort: »*Es blüht schon allerlei Schönes im Garten. Die Kirschen sind voller Blüte. Es wird schon sehr grün in den Bäumen und der Garten wächst zu. Eine Henne gluckt und soll nachher auf Eier gesetzt werden. Wie wir die Küken groß kriegen, wird sich finden. Gestern habe ich 50 Pfd. Frühkartoffeln gepflanzt und Mangold gesät.*« Im Brief vom 11. Juni 1945 ins Gefangenenlager in Hemme beruhigte sie Jürgen: »*Wir werden immer noch ganz gut satt. Viel Wert hat es, daß wir uns öfter Milch besorgen. Kartoffeln haben wir bisher immer noch essen können, haben uns welche besorgt. Und vorn im Garten wachsen schon unsere selbst gelegten.*«

Wir Kinder aus den Häusern Nr. 4 bis 6 am Sülldorfer Kirchenweg haben versucht, unseren eigenen Beitrag zur Ernährung unserer Familien zu leisten: Als ich hörte, dass es in einem »Kolonial«warenladen am Beginn der Hasenhöhe eine Portion Rosinen pro Person gab, ich hin, bekam eine Tüte, zurück nach Hause, umgezogen, wieder hin, wieder eine Tüte bekommen, zurück, wieder etwas anderes angezogen, hin und wieder Erfolg! Auf diese Weise brachte ich schließlich vier Tüten Rosinen nach Hause, damals eine Kostbarkeit. Eine besondere Hilfsaktion ging auf das Konto unseres Vaters: Am 20. Juni 1945 berichtete unsere Mutter beiden Brüdern diese Geschichte: »*Papa ist seit heute mittag nach Wedel zum Angeln –, ja richtig gelesen: zum Angeln. Du lachst wohl, aber ich habe sehr zugeredet mit Dr. Müller* (Freund und Leiter des Wedeler Krankenhauses). *Und wegen der Wärme sogar in kurzer Wichs.*« Also wohl in kurzer Lederhose, Mitbringsel von früheren Reisen in die Alpen. Allein in einem solchen Aufzug dürfte er in der Marsch Aufmerksamkeit geweckt haben. Meine Mutter sah darin eine therapeutische Maßnahme: »*Das wird ihm gut tun. Diese Tage fühlt sich Papa besser.*« Im nächsten Brief zwei Tage später folgt das Resultat: »*Seine Angeltour war ohne Erfolg. Er hat seine Angel gar nicht gerichtet, war kein günstiges Wasser. Die anderen beiden, passionierte Angler, haben trotz aller Mühe nur zwei kleine Aale geangelt. Papa hat Luft, Sonne und schöne Sonne so genossen. Dann wurden die drei auf der Hetl.* (Hetlinger) *Schanze zum Abendbrot eingeladen, Na, so etwas hat Papa lange nicht gehabt! Wie Du in D.* (Dänemark) *geschwelgt, so er nun auch. Das müßte er öfter haben. Dann hätte er bald wieder die alte Spannkraft.«*

Der Kommentar meiner Mutter trifft genau zwei Wesenszüge ihres Mannes: Beim Angeln waren ihm Ruhe und Beschaulichkeit wichtiger als mögliches »Petri Heil«. Dazu war in solchen naturhaften Tätigkeiten eher ein Theoretiker, ganz so wie es ihm mit ihrem Hund Fidus ergangen war und wie ich ihn später als fleißigen Leser von »*Wild und Hund*« in Erinnerung habe: Diese Zeitschrift für Jäger und Forstliebhaber kaufte er gern in der Bahnhofsbuchhandlung und studierte sie mit Vergnügen. Er schwelgte in der blumen- und bilderreichen Sprache, in sicherer Distanz zu ihrem realen Hintergrund.

Die für meinen Vater durchaus gelungene Angeltour mag mich zu einem ähnlichen Versuch verführt haben: Seitdem er die Leitung der aus Hamburg ausgelagerten Kinderabteilung Krankenhauses St. Georg im Haus Grüneck am Falkenstein übernommen hatte, war er dort in der zweiten Vormittagshälfte tätig. Um diese Zeit, wenn ich mit ihm fuhr, sinnvoll zu nutzen, war ich auf die Idee gekommen, unterhalb des Hauses an der Elbe von einem Stack aus zu angeln. Trotz dürftiger Kenntnisse war es mir gelungen, eines Tages sogar auch einen ziemlich kümmerlichen Aal zu fangen. War mir schon die Prozedur mit dem Regenwurm zuwider, vergällte mir die Überlebenskraft des Aals vollends die Lust: Das Vieh war nicht tot zu kriegen. Erst als es im häuslichen Kochtopf landete, gab es auf. Bei der damaligen Essensknappheit hat mir der Aal durchaus geschmeckt.

Um die knappe Ernährung aufzubessern, wurde die große Wiese im Goßlers Park umgepflügt und wie ein Schrebergarten zum Anpflanzen von Kartoffeln und Gemüse zur Verfügung gestellt. Die ausgesparten schattigen Partien nutzen wir Kinder als Bolzplatz, oder wir versuchten uns darauf auch als Gärtner. Letzteres war wegen der Schattenlage und des mageren Bodens wenig erfolgreich, und das Fußballspielen war mit der unangenehmen Nebenwirkung verbunden, dass der Ball immer wieder auf den benachbarten Beeten landeten zum Ärger derer, die dort mühevoll ihr bescheidenes Stück Land bestellten.

Zu den notwendigen Besorgungen gehörten auch die von Brennmaterial: Mein Vater erhielt für die Praxis Heizmaterial zugeteilt, so konnten die Praxisräume geheizt werden. Da er um 9 Uhr in die Klinik fahren musste, standen ab dann die warmen Räume leer und wurden für unsere Klasse als Schulraum umfunktioniert; so geschah es auch mit Räumen in anderen Privathäusern. Die Schule begann ab Oktober 1945, das Gebäude war aber noch als Lazarett belegt und wurde erst 1949 wieder frei. Da unser Garten unmittelbar an den Bahndamm grenzte, an dessen unterem Rand die Zufahrt zum Güterbahnhof verlief, mutmaßten Freunde und Bekannte, wir müssten uns doch gut von den langsam fahrenden Kohletransportern und anderen Lastwagen versorgen können. Das war in der Tat ein viel geübtes Unterfangen: Die mühsam und langsam die Auffahrt zum Bahnhofsplatz zurückfahrenden Trecker oder sogar Pferde mit ihren voll beladenen Kohleanhängern wurden von auf sie wartenden Leuten blitzschnell abgeräumt. Ihre Beute versteckten sie auch in unserer Hecke. Ein einziges Mal griffen wir uns einige Säcke, da sie ja auf unserem Grund lagen, aber nie wieder: Im Nu tauchten finstere Gestalten auf und bedrohten uns, sodass wir unsere Beute schleunigst wieder herausrückten. Am Kohlenklau haben wir uns nicht beteiligt; unser Vater mit seiner preußischen Gesinnung hatte uns das strikt untersagt. Auf legalem Weg konnten wir nur selten etwas am Güterbahnhof ergattern, manchmal Rüben oder Kohl.

Unsere reichlich tragenden Obstbäume verführten allerdings auch zum Klauen und zwar vom Bahndamm aus. Ebenso waren die Hühner gefährdet. Also legte Bruder Peter mit Spulendraht um unseren Garten eine Alarmanlage, er betrieb sie mit den Trafos der elektrischen Eisenbahn. Eines Nachts schlug die Anlage an und zwei Gestalten machten sich Im Garten zu schaffen. Da Bruder Peter krank war, mussten Jürgen und unsere handfeste Sprechstundenhilfe eingreifen. Sie vertrieben die Eindringlinge, behielten eine Aktentasche zurück und beschieden die Diebe, sie könnten die Tasche bei der Polizei abholen. Am nächsten Tag stellte sich dann heraus, dass die beiden sich zufällig in der Nacht am Bahndamm getroffen hätten. Einer hatte das Gelände ausspioniert und den Diebstahl geplant, der andere war Kriegsentlassener, auf der Durchreise und hatte sich von dem Ersten »mitschnacken« lassen. Als das rausgekommen war, tat es uns allen leid, dass wir dem armen Kerl sein bescheidenes Hab und Gut nicht über die Hecke geworfen hatten.

Ein eigenes Problem für meinen Vater bildete die Benzinknappheit; er bekam zwar eine Zuteilung, aber sie reichte kaum. Um zu sparen, nutzte mein Vater auf dem Weg in die Klinik nach Altona die ab der Nienstedtener Kirche abschüssige Elbchaussee aus, stellte den Motor ab und ließ den Wagen im Leerlauf bis Teufelsbrück rollen. Da das jeden Tag geschah, erreichte er schon einen spürbaren Spareffekt. Weil der Einzugsbereich der Praxis noch andere leicht hügelige Strecken bot, ergaben sich weitere Einsparmöglichkeiten, die mein Vater geschickt ausschöpfte.

Die genannten Beispiele mögen genügen, um nachvollziehen zu können, dass unsere Familie die Rübenjahre bis zur Währungsreform 1948 glimpflich überstand. Zu verdanken ist es unseren Eltern, die geschickt ihre unterschiedlichen Möglichkeiten wirken ließen: Unser Vater knüpfte mit »fruchtbaren« Patienteneltern die Kontakte, meine Mutter besorgte die gerechte Verteilung der Ernte, mehrfach auf ihre eigenen Kosten, und organisierte den ganzen Haushalt. Wir Kinder spielten nach unseren Möglichkeiten mit, nicht zu vergessen unsere Großmutter, die im Haus wohnte: Sie kochte, ging einkaufen, fand Quellen, wo etwas zu ergattern war, und half bei der Währungsreform mit ihrer Witwenpension aus, die sie sofort erhielt, während mein Vater auf Einnahmen aus seiner Praxis warten musste.

Ärztliche Leitungsaufgaben

In der Personalakte des Staatsarchivs Hamburg wird als Beruf meines Vaters angegeben: »*Chefarzt des Kinderkrankenhauses ›Grüneck‹ d. A.* (Allgemeinen) *K.* (Krankenhauses) *St. Georg.*« Es handelte sich um die kinderärztliche Abteilung besagten Krankenhauses: Sie war nach dessen Zerstörung während des Krieges in der Villa Grüneck am Falkenstein untergebracht worden. Diese Villa war bis 1939 in Privatbesitz, hatte teils als Sanatorium, teils als Pension gedient, und wurde an die Stadt Hamburg verkauft. Ab wann genau das Kinderkrankenhaus dort eingerichtet wurde und ab wann mein Vater deren Leitung übernahm, weiß ich nicht. Wegen seiner Doppelbelastung als praktizierender Kinderarzt und Musterungsarzt wird er erst nach dem Krieg diese Aufgabe übernommen haben. Da das Haus nur eine begrenzte Bettenzahl hatte, konnte er die neue Doppelaufgabe gut schaffen. Die Vormittagssprechstunde wurde auf die Zeit von 8 bis 9 Uhr begrenzt, anschließend fuhr er nach »Grüneck« und versah ab 16 Uhr die Nachmittagssprechstunde, zwischendurch besuchte er die bettlägerigen kranken Kinder.

Etwa in der gleichen Zeit wurde ihm die Kinderabteilung in dem neu errichteten AK Rissen übertragen, das in der zwischen Sülldorf und Rissen gelegenen ehemaligen Luftwaffenkaserne untergebracht war. Zeitweise erfüllte mein Vater also zwei ärztliche Leitungsaufgaben, bis er 1947 die innere Abteilung des Altonaer Kinderkrankenhauses übernahm. Einige kritische Zeitgenossen argwöhnten, er müsse wohl einen guten Draht zur SPD haben; den hatte er nicht, hat sie auch nicht gewählt, sondern die FDP von Theodor Heuß. Natürlich freute er sich, dass ein Altonaer, Max Brauer, in Hamburg Erster Bürgermeister geworden war (für manche Hamburger ein Dorn im Auge), aber einen Draht zu ihm hatte er nicht. Anfang 1947 übernahm mein Vater die Leitung der Inneren Abteilung des Altonaer Kinderkrankenhauses, er kehrte dorthin zurück, wo er selbst gut 20 Jahre zuvor Assistent bei Dr. Grüneberg war und seine Facharztausbildung als Kinderarzt absolviert hatte. Bis Kriegsende hatte Dr. Herbert Mook die innere Abteilung des AKK geleitet, gab sie dann ab, während Dr. Ludolph Süßenguth als Chirurg die Gesamtleitung bis zu seinem Tod im Dezember 1952 behielt.

Erste Schritte in ein neues Leben 1948–1955

Die Währungsreform im Juni 1948 beendete die Zeit des Mangels an allem, was zum täglichen Brot gehört, aber auch die der Improvisation und des Schwarzmarktes. Erstes Zeichen war das schon erwähnte Angebot des Reifenhändlers von vier neuen Reifen am Montag nach der Einführung der DM. Neue Reifen ja, aber kein neues Auto. Der gute, alte DKW musste mit jetzt ausreichend Treibstoff, neuen Ersatzteilen und neuen Reifen noch ein gutes Jahr aushalten. Zunächst galt die Bewirtschaftung von Lebensmitteln weiter, aber schon im Sommer gab es immer mehr auch ohne Lebensmittelkarten zu kaufen. So erlebten Bruder Peter und ich es auf unserer Radtour an die Ostsee: Zwischen Timmendorfer Strand und Scharbeutz zelteten wir. In diesen 14 Tagen schönsten Wetters, die wir dort verbrachten, erlebten wir hautnah Schritte der Normalisierung. Wir konnten sogar für unsere Eltern in einer nah gelegenen Pension über ein Wochenende ein Zimmer bekommen, sodass wir anderthalb Tage gemeinsam genießen konnten.

Die neue finanzielle Lage erwies sich für meinen Vater als nicht ganz einfach: Die 40 DM als Startgeld pro Familienmitglied war schnell aufgebraucht, die festen Kosten liefen weiter. Ehe die Kassenabrechnung und die Zahlungen der Privatpatienten eingingen, dauerte es einige Zeit. Wie schon oben vermerkt, half hier die Altersversorgung unserer Großmutter als Lehrerswitwe über die Runden. Eine besondere – finanzielle – Bewährungsprobe bot die Silberne Hochzeit meiner Eltern am 10. Juli 1948. Wie schon ihre grüne Hochzeit fiel auch die Silberne in eine wirtschaftlich schwierige Zeit: »*Damals fuhret ihr nach Oberammergau, / aber heute ist kein Geld im Bau. / So müßt ihr euch damit begnügen, / hier zu sein bei euren Lieben*«, so dichtete ich damals zu dem schönen, aber bescheidenen Fest. In der ersten Strophe heißt es: »*Zwölf Jahre sind vergangen, / unter Freuden und manch' Bangen.*« »Manch' Bangen«, in der Tat: Zwölf Jahre Nazizeit und Krieg machten fast die Hälfte ihrer damaligen Ehezeit aus. Auch in weiteren Gedichten klingt die nahe Vergangenheit an: »*Es lebe die Liebe und die sich gefunden / in ihrem Zeichen! Durch sie verbunden / mögt ihr auch weiter zusammen schreiten / durch frohe und durch ernste Zeiten.*« So die Schwester meiner Mutter, unsere geliebte Tante Grete, die die »*ernsten Zeiten*« der 25 Ehejahre oft hautnah miterlebt hatte.

Die alte Freundin aus meiner Mutter Studien- und Lehrerinnetagen, Else Moritz, fand diese Worte: »*Tages Arbeit, abends Gäste, / Saure Wochen, frohe Feste! / Wie oft schon haben wir's verspürt, / Daß dieses Wort Euer Leben führt. / So ist's auch heute, Ihr liebes Paar, / Glück auf für viele glückliche Jahr.*«

Mein Vater hätte relativierend hinzugefügt. »*Alles kann der Mensch vertragen, nur nicht eine Reihe von guten Tagen.*« Das war seine Erfahrung: Langes, ausgelassenes Feiern war nicht meines Vaters Sache. Zumindest brauchte er ausreichend Schlaf, dann konnte er auch unbeschwert mitfeiern. Am Rande sei vermerkt, dass wohl zum ersten und einzigen Mal die drei Söhne sich mit ihren Instrumenten (Jürgen mit Flöte, Peter am Klavier, ich mit Geige) gemeinsam musizierten, (natürlich) mit einzelnen, ausgesuchten, für sie spielbaren Sätzen von Händel, Beethoven, Mozart, Gluck und Reger. Der eine Woche später gefeierte 50. Geburtstag unseres Vaters gab allen Anlass zum Weiterfeiern. Mehrere Eintragungen ins Gästebuch spielen auf die jüngste Vergangenheit und die Bewährung an, die der »Freundeskreis« der Eltern bewiesen habe: »*Mit dem herzlichen Wunsch, / dass dieses gastliche Haus noch / lange der Mittelpunkt / unseres Freundeskreises bleiben möge*« (Frau Renner). Die folgenden Worte des Ehepaars Isey geben »*zwischen den Zeilen*« viel Raum: »*Es ist eine wahrhaft große Freude, in diesem Hause ein- und ausgehen zu dürfe, in dem alles aufs die herzlichste Hilfsbereitschaft und sch*önste Menschlichkeit gerichtet ist.« Die Schrift und der Verzicht auf das »*Missingsch*« seiner Frau deuten darauf, dass zu diesem Anlass ganz bewusst Dr. Oscar Isey selbst ins Gästebuch schrieb. Er wusste, was »*Hilfsbereitschaft und schönste Menschlichkeit*« von Freunden denen wie ihm bedeuteten, die ausgegrenzt, verfolgt und bedroht waren. – Die alte Freundin Else Moritz nahm den Ball des Menschseins auf und passte sich an die britische Besatzungszeit an: »*For God's sake let us be men / Not monkeys, minding for machines. – Dieses wahre Wort lasst auch weiterhin Euer Leitstern Eures Lebens und Strebens sein, liebe Freunde.*«

Wie sich die Versorgungslage langsam verbesserte, erlebte ich auch zu meiner Konfirmation am 27. März 1949. Auf einen eigenen Konfirmationsanzug wurde verzichtet, eine Neuanschaffung war in Anbetracht meines Wachstums zu teuer. Ich konnte in den Anzug eines Nachbarsohnes schlüpfen, der ihn ein Jahr zuvor getragen hatte. Die Geschenke fielen auch bescheiden aus: Meine erste Armbanduhr erhielt ich »auf Raten«, zuerst nur die Hälfte, die andere zum Geburtstag im Mai. Im gleichen Jahr 1949 machte der zweite Sohn Peter sein Abitur, das beste von uns dreien, und begann sein Jurastudium. Unser Vater hätte zwar am liebsten gesehen, wenn wir alle drei Medizin studiert hätten, so sehr war er von ihr erfüllt. Aber dann ließ er sich trösten mit der Einsicht, dass die Verteilung der Berufe auf Medizin, Jurisprudenz und dann noch Theologie hilfreich für ihn sein könnte: Der Mediziner sei für das leibliche Wohl zuständig, der Jurist bewahre ihn vor Anklage und Gefängnis, was einem Arzt zumal einem Chefarzt leicht passieren könne, und schließlich sichere der Theologe ihm die Aussicht auf einen Platz im Himmel (welch ein Verständnis von Theologie!). Wie sehr er den Arztberuf schätzte, zeigt, dass er beiden Jüngeren noch nach Abschluss ihrer Studien anbot, uns danach auch noch ein zusätzliches Medizinstudium zu finanzieren. Wir waren gerührt, lehnten aber dankend ab: zur Entlastung der Finanzlage, für die die Mutter zuständig war und um die er sich kaum je kümmerte.

Die Studienabschlüsse meiner Brüder brachten wohnliche Veränderungen: Am 28. Juni 1952 machte Jürgen ein glänzendes Examen, es wurde zusammen mit seinem 25. Geburtstag zünftig zu Hause gefeiert. Bald danach begann seine Reise durch verschiedene Fachgebiete, darunter das für Innere Medizin in Harburg, wo er dann auch wohnte, und nach Kiel für Kinderheilkunde an der Uni-Kinderklinik. In Harburg lernte er Elke kennen, am 13. Dezember 1956 heirateten die beiden und schlugen ihre Zelte in Kiel auf. Ihre Rückkehr nach Blankenese fiel mit der Übernahme der väterlichen Praxis am 1. Oktober 1967, zusammen. Seitdem praktizierten beide eine Zeit lang nebeneinander, wobei mein Vater sich auf Privatpatienten beschränkte und auch diese stetig reduzierte. Bruder Peter studierte die meiste Zeit in Hamburg und zwei Semester in Innsbruck, Anfang der 1950er Jahre noch unter schwierigen finanziellen Bedingungen, aber er lernte seine spätere Frau Anneliese kennen.

Am 30. Oktober 1955 starb unserer Großmutter mütterlicherseits. Sie war seit ihrem Einzug 1943 ein fester Teil der Familie geworden, hatte viele Aufgaben im Haus übernommen, begann aber im Lauf des Jahres 1955 zu kränkeln. Sie starb in der Obhut von Bruder Jürgen im Krankenhaus Harburg. Jürgens Auszug aus dem Haus und der Tod von Großmutter Reyer brachten Platz im Hause: Ich bekam zum ersten Mal ein eigenes Zimmer und Peter und Anneliese verbrachten die ersten Jahre ihrer Ehe noch dort. Nach zwei Jahren erwarben sie ihr eigenes Haus in der Bargfredestraße. Die Geburt der ersten Enkelin Katharina war für unseren Vater ein besonderes Glück. Er selbst hatte nur Söhne bekommen, vor allem aber hatte er zwei Schwestern verloren. Darum genoss er seine erste Enkelin in vollen Zügen, weil er sie unter seinen Augen aufwachsen sah. Kaum hatten Peter und Anneliese ihr eigenes Haus erworben, zogen wir bei meinen Eltern ein: Im Juli 1960 hatten Margret und ich geheiratet und verlebten von da an fast zehn erfüllte Jahre in meinem Elternhaus. Die Nähe der Eltern brachte uns viele Vorteile, vor allem seitdem wir zuerst Adeline (1965) und zwei Jahre später Elisabeth bekamen – für meinen Vater wieder zwei Mädchen!

Wir hatten immer einen Kinderarzt im Haus. Das kam uns sehr zugute, als sich bei Adeline ein Vierteljahr nach ihrer Geburt eine Hüftluxation bemerkbar machte. Bei der ein Jahr später erfolgenden Operation konnte mein Vater dabei sein und wir durften sie mit nach Hause nehmen, sie war dort in guten Händen. Darüber hinaus waren unsere Kinder bei unseren vielen Abendterminen mit Chor und Orchester zu Hause stets gut aufgehoben. Umgekehrt verschaffte Margrets Anwesenheit meiner Mutter einige Freiräume, auch einmal etwas Eigenes zu unternehmen, denn sie wusste ihren Mann gut versorgt. Insgesamt war es ein wunderbares Zusammenleben mit den Eltern.

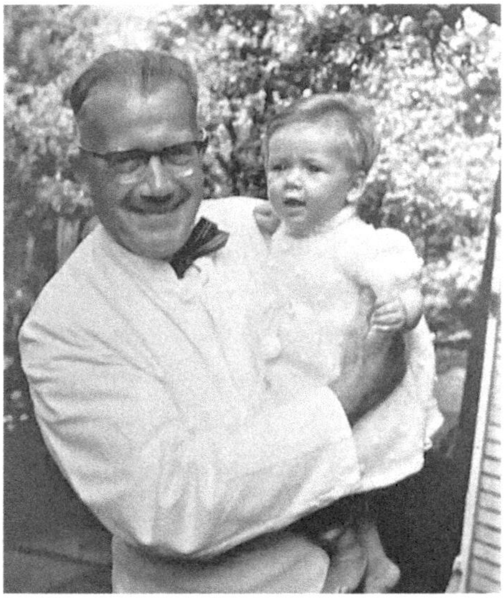

Die erste Enkelin 1958

Während der bewegten Jahre bis 1970 lief das häusliche Leben der Eltern in weithin gewohnten Bahnen ab. Spätestens seit Übernahme der ärztlichen Gesamtleitung des AKK Anfang 1953 allerdings mussten wir zum Mittagessen auf den Vater verzichten, er aß noch in der Klinik. Die verbliebenen gemeinsamen Mahlzeiten boten jedoch nach wie vor genügend Gelegenheit zu zum Teil auch heftigen politischen Entladungen unseres Vaters, die Margret manchmal den Appetit minderten. Die Adenauerzeit, die Gründung der beiden deutschen Staaten 1949, die erste Regierungsbildung unter Einschluss der DP (Deutsche Partei), die einseitige Westbindung, die Wiederbewaffnung, die gescheiterte Errichtung der EVG (Europäische Verteidigungsgemeinschaft) und der Beitritt zur NATO, nicht zuletzt die Pariser Verträge und die Proklamation der Souveränität der Bundesrepublik boten reichen Gesprächs- und Zündstoff. Ich sehe meinen Vater noch am Abendbrottisch, wie er immerfort redend nur seine Hand nach dem Emmentaler Käse ausstreckte, selbstverständlich erwartend, dass seine Frau die Geste verstand. Es ging schon manchmal hoch her, denn wir waren nicht immer seiner Meinung, wenn er etwa seinem Zorn über Franz Joseph Strauß freien Lauf ließ und ihn in Richtung Hitler rückte! Er bewunderte zwar Konrad Adenauer, noch mehr aber den ersten Bundespräsidenten Theodor Heuß, auch wenn er ihm seine einstige Zustimmung zum Ermächtigungsgesetz 1933 übel nahm. Hauptreibungsfläche aber boten alte Nazis und die Nachsicht Adenauers mit Leuten, die er brauchte. Erst seit den 1970er Jahren setzte sich die Einsicht durch, dass die »Entnazifizierung« ihren Namen nicht verdient hatte!

Mit dem Erwerb des ersten VW-Käfers im Jahr 1949 ging eine Ära zu Ende, in der ihm der bescheidene DKW treu gedient hatte. Der Neue, ein lindgrüner Wagen mit der besseren Ausstattung, noch mit geteilter Rückscheibe, bedeutete ein großes Glück. Alle, auch unsere Großmutter, mussten Probe fahren und das schmucke Gefährt begrüßen. Sobald mein ältester Bruder Jürgen seinen Führerschein gemacht hatte, begann eine neue Zeit des Autofahrens. Wenn Jürgen fuhr, saßen zwei Hitzköpfe nebeneinander, und es kam nicht selten zu verbalen Zusammenstößen. Bei einer Fahrt auf der Autobahn gerieten die beiden derart aneinander, dass mein Bruder, der fuhr, abrupt bremste, auf der rechten Fahrspur anhielt, ausstieg und meinen Vater anschrie: »*Wer fährt hier, du oder ich?*« Meine Mutter hatte alle Mühe, die beiden zu beruhigen: Sie saß hinten in der Mitte und legte beiden Vornesitzenden beruhigend ihre Hände auf die Schultern, nach einiger Zeit der Beruhigung mit Erfolg. Der neue Wagen, an dessen BH-Nummer (BH für Britische Besatzungszone Hamburg) ich mich noch erinnere (BH 31-4639) erleichterte unserem Vater nicht nur erheblich die täglichen Fahrten in die Klinik nach Altona und die Praxisfahrten; er lud auch zu sonntäglichen Ausfahrten ein und ließ die Vorkriegszeit wiederaufleben. Bei dem damals relativ geringen Verkehr waren solche Fahrten wunderbare Erlebnisse.

Die Ausfahrten gingen in die nähere Umgebung, nur so weit von zu Hause weg, dass wir abends wieder in den eigenen Betten schlafen konnten. Neben der Reiselust trieb noch ein weiterer Grund unseren Vater auf die Straße: Solange er zu Hause war und angerufen werden konnte, ging er ans Telefon, er konnte sich zu Hause nicht verleugnen. Wenn auch zähneknirschend, fuhr er zu den erkrankten Kindern. Dem konnte er nur entgehen, wenn er eben nicht zu erreichen war. Ich stelle mir vor, welch Schrecken für ihn das Handy gehabt hätte! Das Telefon war ihm ein Übel, das er oft verfluchte. Als dann noch seine geliebte älteste Enkelin das »*liebe Telefon*« in ihr Abendgebet einschloss, kostete es ihn einige Überwindung, darüber

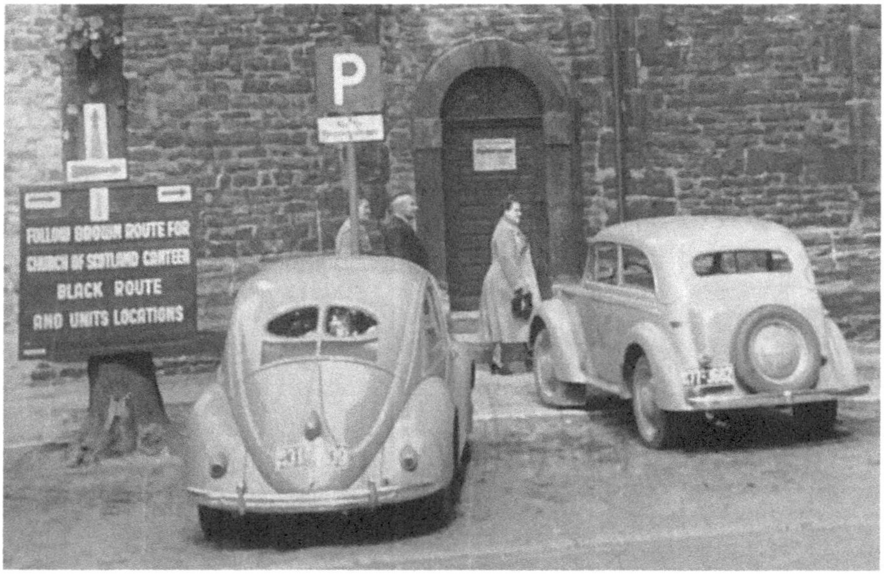

Der Käfer 1949

zu lachen. An den Zielen gingen wir entweder wandern oder auch baden, vor allem aber besichtigten wir Kirchen, Schlösser oder andere Sehenswürdigkeiten. Mit Hilfe seiner Baedeker, von denen er eine ganze Reihe besaß, konnte unser Vater uns dann die angetroffenen Sehenswürdigkeiten ausführlich erklären, er war nämlich auch ein begeisterter Lehrer. Auf solchen Fahrten habe ich Hamburgs Umgebung gut kennengelernt. In dem Maß, in dem Wirtschaftswunder ab Mitte der 1950er Jahre mehr und mehr Früchte trug, wuchs auch der Verkehr, auch sonntags, die Sehenswürdigkeiten und die zugehörigen Restaurants wurden voller und im Sommer waren an der der Ostsee kaum noch Parkplätze frei. In seiner letzten Lebenszeit genoss es mein Vater, wenn ich mit ihm die Plätze tauschte und wir in die Wedeler Marsch oder an die Elbe fuhren: Früher saß er am Steuer und ich fuhr mit auf Praxistour, jetzt und bis zu seinem Tod 1977 vertraute er sich gern meinem Fahren an. Ich musste oft daran denken, wie es vor Jahrzehnten gewesen war. Die Zeiten hatten sich geändert, auch die Autos und auch unsere Gesprächsthemen. Zusammensein, Nähe und Austausch aber waren genauso schön wie früher.

Ärztlicher Direktor des Altonaer Kinderkrankenhauses. 1953–1965

Nach dem Tod des bisherigen ärztlichen Leiters Dr. Süßenguth wurde mein Vater im Februar 1953 dessen Nachfolger und blieb es bis zu seinem 70. Lebensjahr 1965.[58] Für Süßenguth kam Dr. Horst Knuth als Chefarzt der Chirurgie, mit ihm hatte mein Vater ein mehr als kollegiales Verhältnis. Aus heutiger Sicht war die Tätigkeit meines Vaters eher eine ehren- oder nebenamtliche als eine hauptamtliche, sie wurde auch dementsprechend sehr bescheiden vergütet. Er hatte zwar die ärztliche Gesamtleitung des Hauses inne, trug deren Verantwortung, stand Oberarzt und Assistenten vor und bildete die Schwestern aus, aber es blieb ihm noch so viel Zeit, dass er – in reduziertem Umfang – seine Kinderarztpraxis in Blankenese fortführen konnte. Nach meiner Erinnerung war er regelmäßig von 9 Uhr bis über Mittag in der Klinik, einschließlich des gemeinsamen Essens mit dem Verwaltungsdirektor Max Bestmann. Oft aber wurde er auch zwischendurch von zu Hause weg ins Krankenhaus gerufen und musste seine andere Arbeit unterbrechen. Seine Aufgaben konzentrierten sich auf Diagnose, Therapievorschläge und -erörterung mit den Kollegen und natürlich die Außenvertretung des Hauses innerhalb der Krankenhäuser Hamburgs und gegenüber der Öffentlichkeit. Die Realisierung der kollegial vereinbarten Therapie und die konkrete Behandlung oblagen dem Oberarzt und den Assistenten.

Zu seiner ärztlichen Tätigkeit mit den kleinen Patienten und vor allem auch mit deren Eltern war eine Lehr- und Ausbildungsaufgabe dazugekommen. Angehende Kinderärztinnen und Kinderärzte und Schwestern zu unterrichten bereicherte sein Wirken. Er fand auch in der ersten Nachkriegsgeneration in seinen Assistenten eifrige Zuhörer. Besondere Zuneigung empfand er zu seinem ersten Oberarzt Dr. K.-H. Wichert; zu seinem Abschied gaben meine Eltern eine Abschiedsfeier. Zwei Monate später fand ein *»gemütliches Beisammensein mit dem ›neuen‹ Oberarzt Dr. G. G. Linnekogel«* statt (Eintrag im Gästebuch; Dr. Georg Günther Linnekogel). Unter den späteren Oberärzten, zu denen zeitweilig auch mein ältester Bruder Jürgen gehörte, ist mir besonders Dr. Kurt Born in Erinnerung. Zu ihm

58 Vgl. Festschrift »Hundert Jahre Altonaer Kinderkrankenhaus e. V. 1859–1969, 1959. Zur Entwicklung des Kinderkrankenhauses zwischen 1952 und 1965 s. den dortigen Bericht meines Vaters S. 62-64.

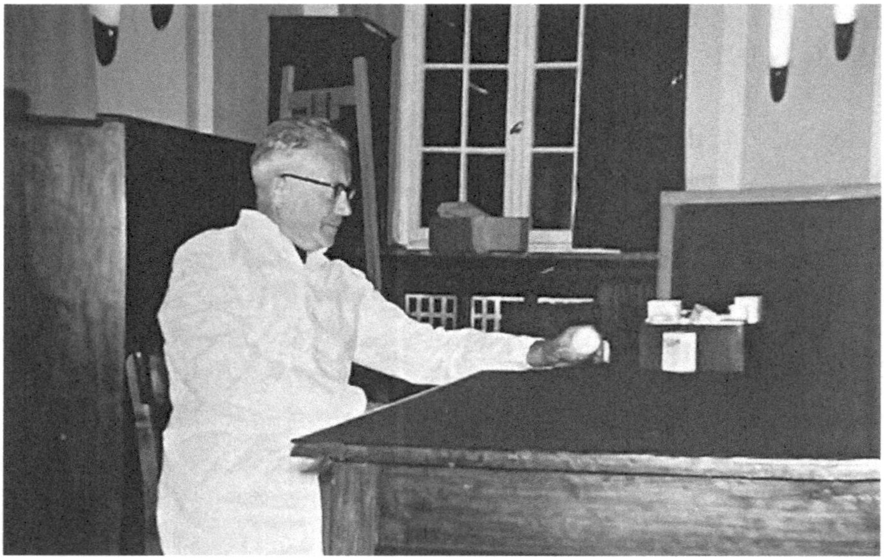

Der Chef als Lehrer beim Schwesternunterricht im Altonaer Kinderkrankenhaus

hatte mein Vater auch ein sehr gutes Verhältnis; er war oft in unserem Haus zu Gast. Born und mein ältester Bruder arbeiteten so gut zusammen, dass mein Vater den Gedanken erwog, beide könnten zusammen die Leitung der Inneren Abteilung des AKK übernehmen. Das aber hätte wohl zu sehr nach Vetternwirtschaft gerochen. Dafür übernahm 1972 mein Bruder Jürgen die väterliche Praxis in Blankenese.

In seinem Beitrag zur Festschrift »100 Jahre Altonaer Kinderkrankenhaus« (1959) gibt mein Vater einen knappen Überblick über *»die stürmische Entwicklung der Medizin in den letzten 20 Jahren«*. Vor diesem Hintergrund würdigt er den Weg, den »seine« Klinik während seiner Zeit (von 1947 bis 1965) genommen habe. Von der *»stürmischen Entwicklung«*, so schreibt er, *»wird Deutschland spürbar erst nach Aufhebung der geistigen Isolierung berührt«*; sie *»wird nun in rastloser Arbeit erfolgreich nachgeholt, führt zu kaum geahnten Erfolgen bei vielen lebensbedrohlichen Krankheiten. In den Nachkriegsjahren wandeln sich auch auffällig manche Krankheitsbilder. Die Diphtherie ist seit ungefähr sieben Jahren bis auf schwindende Reste zurückgegangen. Im Kinderkrankenhaus ist sie praktisch nicht mehr beobachtet worden. Es geht weiter der Scharlach nach Zahl und Schwere zurück. Das gleiche betrifft die verschiedenen Formen der Tuberkulose.«* Als weitere Beispiele nennt er Lungenentzündungen, weist aber auch auf weiter bestehende Erkrankungen hin: »*Bedrohend bleiben weiter, namentlich für Säuglingsstationen, hochinfektiöse Krankheiten durch pathogene Colibakterien und Salmonellen.*« Außerdem nennt er eigens »*die verbreiteten und ernsten nervösen Störungen in mannigfachen Schattierungen*«. Auch hier hatte er also den ganzen Menschen im Blick.

Wie es seine Art war, dozierte er gern und beschränkte sich etwa in Pausen während der Visite und in Besprechungen mit seinem »Tross« nicht auf medizinische Fragen; am nächsten lag ein medizingeschichtlicher Blick, indem er erzählte, wie sie in früheren Zeiten diese oder jene Krankheit behandelt hatten. Doch er holte gern auch weiter aus und gab aus einem reichen Allgemeinwissen weiter. Die erste Generation seiner Assistenten, die noch unmittelbar unter dem Eindruck des Krieges, oft mit eigenen Fronterfahrungen, standen, nahm die Vorträge meines Vaters begierig auf. Das änderte sich jedoch alsbald, zum Kummer meines Vaters. Die jüngeren etwa ab den 1960er Jahren empfanden solche Exkursionen als Zeitverschwendung und reagierten gelangweilt; ein Generationenwechsel war eingetreten. Insgesamt aber hatte mein Vater zu seinen Oberärzten und Assistenten ein gutes Verhältnis und, da er stets ansprechbar und zugewandt war, war er auch beliebt. Einladungen in sein Haus, etwa zu einem »Kaffee beim Tannenbaum« am 29. Dezember 1954 »*bis zum späten Abend*«, zeigten das.

Die eben erwähnte Salmonellengefahr trat dann auch wirklich ein: Im traditionellen Geburtstagsgedicht von »*Frau Piepenbrink*« (hamburgisches Original), in deren abgetragenes feines Gewand einer alten Dame und Sprache (Missingsch, einer Mischung aus Platt- und Hochdeutsch) Astrid Isey regelmäßig schlüpfte, taucht sie auf: »*Aber nu richten wir mal den Blick / weg von die olle Politik / Un auf das, was unsen Max passierte, / Seit ich zuletzt auf ihn teklamatierte. / Es gab ja'n Vorgang mit Salmonellen, / Doch da sagten wichtige Pressestellen, / Fix (wie so'n Fußballstar) hätt' er geschaltet / Un seine Klinik 1a verwaltet!*« So zu seinem 68. Geburtstag am 17. Juli 1963. Der Hinweis auf »*wichtige Pressestellen*« signalisiert eine empfindliche Stelle in seiner Leitungstätigkeit, die er fürchtete. Wenn etwas im Klinikalltag schieflief und davon betroffene Eltern sich nicht an ihn, sondern an die Presse wandten, kamen schon mal Artikel zustande, die ihm und der Klinik zu schaffen machten. In diesem Fall ging es gut aus.

An ein anderes Unglück erinnere ich mich: Abends, während eines häuslichen Zusammenseins mit Freunden und Verwandten, kam ein Anruf aus der Klinik und meldete den Tod eines Kindes, das sich selbst in seinen Gurten erhängt hatte: Immer und immer wieder hatte mein Vater die Schwestern und im eigenen Praxisbetrieb die Eltern vor dem Anbinden von unruhigen Kindern gewarnt; nur im äußersten Notfall und dann mit größter Sorgfalt und unter ständiger Überprüfung hatte er das wenige Mal zugelassen. Bei diesem einen der wenigen Male war es passiert, obwohl die zuständige Schwester eine Viertelstunde vorher noch nachgeschaut hatte, bevor sie dann das tote Kind fand. Ich erinnere mich genau an diesen furchtbaren Moment: Mein Vater brach sofort auf und eilte in die Klinik, konnte natürlich aber auch nichts mehr ändern. Wie die Sache ausgegangen ist und ob es ein rechtliches Nachspiel hatte, weiß ich nicht. Ein anderes Problem bereiteten ihm ein Assistent und seine Äußerungen gegenüber der Mutter eines lebensgefährlich kranken Kindes: Er war katholisch und religiös und riet der verängstigten Mutter zu beten. Wie auch immer er formuliert haben mag, die Mutter verstand seine Worte in einem verbreiteten Sinn von: »*Jetzt hilft nur noch beten.*« Mit diesem Verständnis kam sie zu meinem Vater und beklagte sich. Bestimmt hat mein Vater versucht, ihr die »gut gemeinten« Worte seines Assistenten zu erklären, nicht als Schreckensbotschaft, sondern als Trost und Hilfe. Kraft seiner Ausstrahlung und seiner Erfahrungen wird er sie beruhigt haben. Vor solchen Vorfällen, die er politisch bzw. rechtlich zu verantworten hatte, fürchtete er sich in seiner ganzen kinderärztlichen Tätigkeit, doch mehr noch vor eigenen Fehlern. »*Als Arzt stehst du mit einem Fuß stets im Gefängnis*«, sagte er manchmal nachdenklich. Darum war es ihm recht, dass einer seiner Söhne Jurist geworden war. Dies war auch immer wieder ein Thema, über das er sich mit einem seiner engsten Freunde, dem Rechtsanwalt Willhöft, austauschte. Entscheidend aber letztlich war sein Vertrauen auf die Gnade Gottes, das sein ärztliches Handeln trug. »*Wenn ich mich nicht auf Gottes Gnade verlassen könnte, wäre ich nicht Arzt!*« Das äußerte er zwar selten, doch es gehörte zu seiner – kirchenfernen – Religiosität.

Ein eigenes Kapitel in seinem Klinikalltag trägt die Überschrift »Bestmann« und zwar in dem Klang, wie er diesen Namen ausstieß, wenn er wieder einmal Ärger mit ihm hatte. Max Bestmann, Jahrgang 1878, Bankdirektor der Privatbank Altonaer Unterstützungsinstitut (A.U.I.), einer maßgeblichen Fördereinrichtung des AKK, war seit 1928 Vorstandsvorsitzender des Trägervereins des AKK und war es nach einer knapp zweijährigen Unterbrechung nach 1945 bis in die Zeit meines Vaters, bis zum 30. Juni 1960.[59] Im Blick auf das Spannungsverhältnis, das sich zwischen dem Kinderarzt »mit dem weichen Herz« und dem harten Verwaltungschef alsbald entwickelte, wirkt es fast theaterreif, dass beide etwa zur gleichen Zeit, im Jahr 1947, ihre Tätigkeit am AKK wieder aufnahmen, M. Bestmann nach knapp zwei Jahren in der gleichen Stellung, nachdem er 1945 von der britischen Militärregierung wegen seiner NS-Vergangenheit entlassen worden war,[60] mein Vater nach etwas mehr als 40 Jahren nunmehr als Nachfolger seines damaligen Chefs und Lehrers Bernhard Grüneberg in der gleichen Position.

Zu seinem Verwaltungsdirektor Bestmann hatte mein Vater ein gebrochenes Verhältnis: Auf der einen Seite anerkannte er die Verdienste seines Verwaltungschefs und würdigte sie in seinem Beitrag zum 100-jährigen Jubiläum des Hauses: Im Zusammenhang mit dem wirtschaftlichen Aufschwung der Bundesrepublik in den 1950er Jahren und den ausgebliebenen Auswirkungen auf das AKK schreibt er: »*Aber Direktor Bestmanns rastloses, sorgendes Mühen und rührige Tatkraft ermöglichen die Erfüllung vieler dringender ärztliche Wünsche. Die stationäre und apparative Einrichtung wird auf den von der Zeit geforderten Stand nach Art und Zahl gebracht.*« Es folgen wichtige Beispiele wie Röntgeneinrichtung und bauliche Verbesserungen der Operationssäle. »*Die größte und wesentlichste Verbesserung im gesamten Betrieb ist die Aufstockung des Infektionshauses. Es werden damit neue Schwesternwohnungen und neue Isolierräume mit Schleusen geschaffen. Hier hat wieder verantwortungsvoller Bürgersinn – in der modernen Demokratie wirkungsvoll schaffend durch Ämter und Behörden – wertvollste und zu großem Dank verpflichtende Hilfe geleistet.*«[61] Der politische Schlenker ist typisch für meinen Vater, konkret hier in der funktionalen Verknüpfung von »*verantwortlichem Bürgersinn*« und ausführendem Agieren durch »Ämter und Behörden«. Zugleich mag darin ein leiser Wink in Richtung Direktor Bestmann und seine braune Vergangenheit mitgeschwungen haben.

59 So nach einer Mitteilung in DIE WELT vom gleichen Tag, die ich Herrn Rolf Triebel verdanke.
60 R. Triebel ebd. S. 58f.
61 100 Jahre Altonaer Kinderkrankenhaus, S. 62.

Auf der anderen Seite litt mein Vater an *»diesem Bestmann«*, wenn er nach dem regelmäßigen gemeinsamen Mittagessen in der Klinik nach Hause kam und seinem Ärger wieder einmal Luft machen musste. Das auf Sparen und Reduktion von Ausgaben gerichtete Wirtschaftsdenken des Verwaltungschefs war ihm fremd. Hinzu kamen politische Differenzen, vor allem dessen NS-Vergangenheit und unrühmliche Rolle beim unfreiwilligen Ausscheiden des früheren Chefarztes Dr. Grüneberg.[62] Wie Bestmann meinen Vater einschätzte, zeigt ein von ihm überlieferter Ausspruch: *»Der Dr. Schmidt ist ja angenehm zu haben, aber seine Frau ist geldgierig!«* Das zielte auf das Drängen meiner Mutter, ihr Mann sollte mit Forderungen nach Aufstockung seiner rührenden Vergütung von 400 DM (soweit ich mich erinnere) etwas bestimmter auftreten. Bestmann hatte das bei Gesprächen mit beiden bei Einladungen in ihr Haus herausgehört. Möglicherweise hat sie ihn bei einer solchen Gelegenheit auch direkt darauf angesprochen.

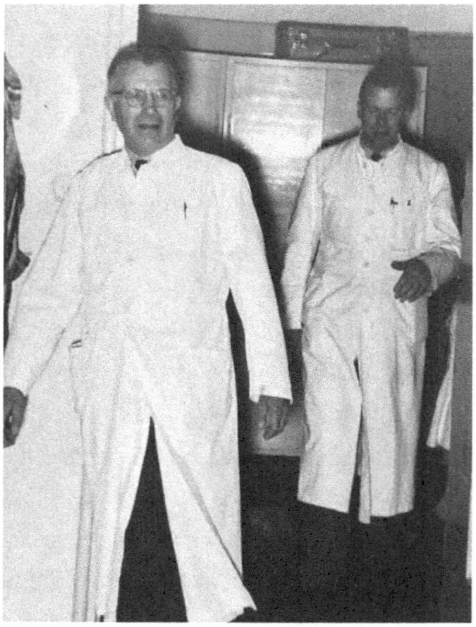
Als Chefarzt im Altonaer Kinderkrankenhaus 1955

Bis zu dessen Ausscheiden am 30. Juni 1960 hat mein Vater Max Bestmann ausgehalten und dabei ein freundliches Gegeneinander, nach außen auch ein Miteinander, gepflegt. Immerhin hat Bestmann zum 60. Geburtstag meines Vaters die Glückwünsche des Altonaer Kinderkrankenhauses persönlich überbracht und ins elterliche Gästebuch eingetragen. Weitere Eintragungen finde ich nicht, ein deutliches Zeichen für die Grenze zwischen Dienstlichem und Persönlichem.

Anders stand es mit dem Nachfolger Hans-Arnold Eyring. Auch er war ein Mann der Wirtschaft und führte die Verwaltungsgeschäfte reibungslos weiter. Mit ihm fand mein Vater rasch ein gutes, fast freundschaftliches Ver-

62 Vgl. R. Triebel a. a. O., S. 56-59.

hältnis. Mehrere Eintragungen von ihm und seiner Frau im häuslichen Gästebuch belegen es, z. B. zur Nachfeier des 70. Geburtstags meines Vaters am 27. November 1965. Bei dem Fest war das AKK durch gleich drei leitende Persönlichkeiten vertreten, neben dem Ehepaar Eyring waren der Nachfolger meines Vaters, Prof. Dr. Hugo Althoff, mit Frau dabei und der Chefarzt der neu errichteten HNO-Abteilung, Dr. Rolf Bestmann, Sohn des früheren Verwaltungschefs.

Reisen

Solange ich meinen Vater kannte, war er ein begeisterter Reisender, sei es in die nähere Umgebung, sei es in Deutschland oder in Europa. Darüber hinaus ist er nicht gekommen, auch wenn er Verwandte in den USA hatte, die uns zweimal besuchten, aber ein Gegenbesuch kam nicht zustande. Ihm lag Europa am Herzen, und hier war es Italien an erster Stelle, Frankreich und Griechenland gleich danach, die Schweiz und Österreich als Brückenländer ohnehin.

Die erste Reise nach dem Krieg fand unter abenteuerlichen Umständen statt; sie war nur bis zum südlichen Ende der britischen Zone möglich und führte zum ersten Kinderärztekongress am 13. August 1946 nach Göttingen. Meine Mutter erinnert sich: »*Mit der Bahn, sehr voll, schlechter Wagen; es regnet durch die Decke (Schirm aufgespannt).*« Nach einzelnen Unternehmungen in der Stadt und Umgebung Rückfahrt am 17. August. »*Zug übervoll v. Flüchtlingen wg. nahen Grenzübergangs u. viel Gepäck.*«

Noch im gleichen Jahr konnten die Eltern schon über die britische Zone hinaus reisen und zwar nach Weinheim/Bergstraße, Unterkunft vermittelt von einer Bekannten. Abfahrt am 14. Oktober 1946. »*Passierten Grenze zw. engl. u. amerikan. Zone. Viel Gedränge. Quartier im ›Deutschen Haus‹.*« Die knappen Erinnerungen der Mutter lassen die Schwierigkeiten der Reise unter den damaligen Lebensbedingungen erahnen: »*Finden Kontakt m. d. Wirt weg. Brotmarken etc., haben allerlei Rauchwaren z. Tausch mit. Wir machen weite Wanderungen, ›ernähren‹ uns vom Fallobst, da reichlich.*« Die erste größere Reise mit dem neuen VW-Käfer fand vom 10. bis 30. Juni 1950 statt und führte über mehrere Zwischenstationen an den Bodensee. Zwischen Unter-Uhldingen und Überlingen entdeckte mein Vater mit für ihn typischem Kennerblick von der höher gelegenen Bundesstraße aus das *»entzückende Fleckchen«* Seefelden, *»direkt am Wasser, besteht aus einer kl. Alten Kirche und wenigen Häusern. Wir haben ein geräumiges, luftiges Zimmer mit fl. Wasser in einem Neubau bei sehr netten Leuten, pro Bett 2 M. Mittag- bzw. Abendessen im gemütlichem Gasthof z. Hecht, sehr gut und preiswert, gestern z. B. Suppe, gebackene Schinkenspätzle mit schönem Salat für beide einschl. % 2,80 M.«* Die Freude wurde nur getrübt durch eine schmerzhafte Entzündung am linken Ellenbogengelenk des Vaters; sie machte ein längeres Weiterfahren unmöglich und veranlasste einen Hilferuf an Bruder Jürgen, dass er kommen und sie nach Hause bringen möge. Dieser ließ sich nicht zweimal bitten, er kam am 23., traf die Eltern am See und rief begeistert aus: *»Donnerwetter, wie habt ihr dieses Paradies gefunden!«* Eine Woche genossen die drei die herrliche Landschaft gemeinsam und feierten am 27. Jürgens Geburtstag. Das Gleiche wiederholte sich in den beiden folgenden Jahren, denn nach längerem Fahren stellten sich bei Vater die gleichen Beschwerden ein. Allerdings übernahm 1952 Bruder Peter die Rolle des rettenden Engels.

Nach dreimaligen Erfahrungen entschied meine Mutter, dass im Jahr 1953, nach meinem Abitur und kurz danach erworbenem Führerschein, ich von Anfang an als Fahrer mit auf die nächste Reise kommen sollte. Welch' ein Glück für mich, meine erste Reise ins Ausland, in die Schweiz! Erstes Ziel war in der Regel der jährliche Kinderärztekongress, 1953 in Bad Kissingen, von dort nach Seefelden an den Bodensee, von dort weiter in die nahe Schweiz. Der erste Eindruck war die Sauberkeit, nach den reichlich schmutzigen Dörfern in Baden, und das ständige -li am Ende der Wörter, das ließ meinen Vater und mich auf einem Plakat in Zürich »Hamlet-li von Shakespeare-li« lesen. In Brunnen am Vierwaldstätter See fanden wir, wieder mit dem Gespür des Vaters, ein reizendes Privatquartier. Von dort fuhr ich meinen Vater nach Zürich, wo er seinen pädiatrischen Kollegen Prof. Dr. Guido Fanconi in dessen Klinik besuchte. Natürlich nahmen wir für die Rückfahrt die »nächste«, also schönste Strecke über den Klausenpass nach Brunnen. Auf weiteren eindrucksvollen Passstraßen (Furka und Grimsel) ging es über Interlaken nach Grindelwald, dort erlaubte uns das Wetter sogar die Fahrt auf das Jungfraujoch (etwa 3500 m). Die Rückfahrt verlief nach einem in den folgenden Jahren stets wiederkehrenden Rhythmus: Alle Reisen von Süden führten nach Schweighof bei Badenweiler in den Gasthof »Zur Sonne«, zur Familie Kogler, wo die Eltern im Spätherbst 1934 so etwas wie ein weiteres Zuhause gefunden hatten. Später bezogen sie das neuerbaute Nebenhaus »Neumatt« und zwar, worauf mein Vater bestand, Zimmer 7. Meine Mutter hätte ein größeres bevorzugt.

Noch zweimal konnte ich als Chauffeur fungieren, 1954 nach Frankreich und 1955 nach Italien, beide Male im Anschluss an einen Kongress, 1954 der Kinderärzte in Essen und 1955 der Hämatologen in Freiburg. Von der Reise 1954 sind mir vor allem die Gegensätze zwischen dem noch verrußten, weithin zerstörten Ruhrgebiet und der unzerstört erhaltenen Weltstadt Paris in Erinnerung. Die großartigen Sehenswürdigkeiten in Paris und die Kathedralen von Amiens, Chartres und Laon beeindruckten uns sehr. Noch mehr beeindruckte uns aber der Besuch bei einem Kinderarztkollegen meines Vaters: Er lud uns zu einem üppigen, typisch französischen Festmahl ein und beschämte uns nach den Gräueln, die Deutsche in Frankreich wie in fast ganz Europa verübt hatten. Als er uns nach dem mehrstündigen Mahl noch einen besonderen alten Cognac mit den Worten »Nur für gute Freunde« anbot, waren wir uns sicher: Es war eine Geste der Versöhnung. Trotz unseres holprigen Französischs hatten unsere Gastgeber vor allem meinen Vater erkannt und in ihm keinerlei Anlass zu Vorbehalten uns gegenüber gefunden. Eine andere, kleine Begebenheit soll noch erwähnt werden, denn sie charakterisiert meinen Vater mustergültig. Auf der Île de la Cité blieb mein Vater vor einem kleinen Laden mit Andenken und Kuriositäten stehen: Eine kleine Probierflasche Armagnac in der typischen gebogenen Form erregte seine Aufmerksamkeit. Lange überlegte er, ging weiter, kam noch einmal zurück und kaufte sie schließlich – zum *amusement* der alten Verkäuferin. Solche kleinen Kostbarkeiten liebte er, und er verschenkte sie auch gern.

Die letzte meiner drei Chauffeurreisen 1955 führte zunächst über Heidelberg nach Freiburg. In Heidelberg suchten wir die Wirtsleute auf, bei denen ein Freund mir für das kommende Wintersemester eine »Bude« besorgt hatte. Im zweiten Stock im zweiten Hinterhaus in der Plöck 12 öffnete ein kleiner älterer Herr, Karl Müller, mit einem durch eine Facialislähmung verunstalteten Gesicht. Unser Schreck währte nur kurz, seine und seiner Frau Freundlichkeit überzeugten uns schnell, dass ich hier richtig war: Die

Bude war zwar winzig wie die ganze Wohnung und hatte nur einen Wasserhahn in der Küche, lag aber ideal, fußläufig zur Uni. Im Lauf der beiden Semester, die ich bei ihnen lebte, wuchs meine Hochachtung, ja Verehrung dieser beeindruckenden Menschen. Beiden hatte ein schweres Leben hinter sich und durch Geradheit und Fleiß gemeistert: Er hatte seine Mutter mit zehn Jahren verloren, sein Vater war Trinker. Halt und ein zweites Zuhause hatte er bei der Gewerkschaftsjugend gefunden und wurde ungelernter Arbeiter bei Lanz in Mannheim. Seine staatenlose Frau heiratete er aus Solidarität und bewahrte sie 1937 vor der Abschiebung nach Polen. Unangefochten überstand er die Nazizeit, souverän auch den Besuch von zwei Männern in den berühmten Ledermänteln: Sie fragten ihn, wer das sei auf dem Bild hoch über ihrem Sofa: »*Was, den kennen Sie nicht? Das ist doch der Großvater von Goebbels, schauen Sie sich die Unterschrift an!*« Es war August Bebel, sein Foto hing die ganze Nazizeit über an seinem Stammplatz, aber seine Unterschrift war viellesbar. Damit war der Besuch rasch beendet.

Mein Vater hatte Karl Müller schnell schätzen gelernt, beeindruckt von seiner politischen Bewährung, aber auch von seiner beachtlichen Bildung. Er verdankte sie der Volksbildungsarbeit der Gewerkschaften, nach dem Krieg auch regelmäßigen Theaterbesuchen mit Reclam-Heften, »*da es ja sonst nichts zu kaufen gab*«. Meine Eltern luden die beiden, die noch nie weiter als einmal in die Schweiz gereist waren, zu uns nach Hamburg ein. Dass mein Vater mit mir sie in Altona mit dem Wagen abholte, überwältigte Karl Müller so, dass er weinen musste. Alles, was er früher über Klassengegensätze gelernt und auch erfahren hatte, war wie weggeblasen.

Von Heidelberg führte die Reise über Freiburg und die Schweiz zunächst nach Genua. Dort sollte sich entscheiden, ob wir uns nach Westen gen Frankreich wenden oder nach Osten, nach Italien in die Toskana fahren sollten. Unter der selbstverständlichen Voraussetzung, dass mein Vater über Reise und Ziele entschied, hatten meine Mutter und ich uns ein Spielchen ausgedacht: Aus der Erfahrung, dass die Entscheidung stets aus seinem Kopf kommen musste, schlugen wir Frankreich als Ziel vor. Und siehe da, es funktionierte: Er entschied für Italien, und dorthin wollten wir auch! So war mein Vater, in solchen Fragen wie Reisen ging es nach seinem Kopf, in anderen kam auch meine Mutter zum Zuge, etwa bei der Wahl des Hotels, hier war er sich ihrer Sparsamkeit sicher und folgte ihr gern.

Noch einmal durfte ich als Fahrer mit auf große Reise und zwar 1957 gemeinsam mit der Cousine meiner Mutter, Ruth Bush, geb. Reyer (Tochter des Bruders unserer Großmutter Reyer, der vor 1914 in die USA ausgewandert war), und ihrem Mann Robert (Bob) Bush. Die Reise startete am in Hamburg und endete für die Amerikaner in Stuttgart. Sie führte übers Rheinland, Schweighof, den Bodensee entlang übers Allgäu nach München. Dort ließ ich die vier im Hotel zurück und fuhr nach Irschenhausen, wo meine (noch heimliche) Verlobte Margret schon auf mich wartete. Zum ersten Mal erlebte ich dieses Paradies mit eigenen Augen. Wie meine Brüder spotteten, bekam ich genau dann einen Infekt, und mein Vater entschied, ich sollte wegen der eine Ansteckung fürchtenden Amerikaner lieber dort bleiben. Also wechselten sich die beiden Herren auf der restlichen Tour über Salzburg, Schweiz und zurück nach Schweighof am Steuer ab. Dort trennten sich die vier. Unsere Verwandten fuhren allein weiter nach Stuttgart, wo Margret und ich den Mietwagen übernahmen, um ihn in zwei Etappen nach Hamburg zurückzubringen. Die Reise verlangte meinem erfahrenen Vater Einfallsreichtum ab; er musste sich auf die Erwartungen von Bob einstellen: »*No galleries, no pictures!*« Er liebte schöne Landschaften, Schlösser, Städte und die Schweizer Bergwelt. Da aber mein Vater Spaß an urigen, originellen Menschen fand, hatte er die Reiseroute so gewählt, dass alle auf ihre Kosten kamen, auch er selbst. Nach dieser Reise war es meiner Mutter leid, auf jede weitere Reise immer einen Sohn als »Chauffeur« zu dingen. Sie beschloss, diese Rolle selbst zu übernehmen, und erwarb mit 59 Jahren ihren Führerschein! Hinfort wechselten die Eltern sich auf Reisen ab und zu Hause war meine Mutter beweglich geworden. Als mein Vater schwächer wurde, waren die Fahrkünste meiner Mutter ein Segen für ihn und nach seinem Tod auch für sie selbst.

Nach der Romreise von 1937 bildete die Griechenlandreise 1963 einen Höhepunkt im Leben meiner Eltern. Lange hatten sie darauf hingelebt, hatte mein Vater sich vorbereitet. »*Un nu verrät die Bettlektüre; / Dass er nach Griechenland gern führe! – / Dass er da auch mal runterlugt / Un 's nicht nur mit die Seele sucht, / das wünsch ich ihn fürs neue Jahr*«, dichtete in bewährter Manier Madam Piepenbrink (Astrid Isey) zu seinem 68. Geburtstag am 17. Juli 1963. Zur Vorbereitung vertiefte mein Vater sich wieder in die griechische Geschichte. Außerdem begann er, sich einen lang gehegten Wunsch zu erfüllen, und lernte Griechisch. Am 11. Oktober 1964 stiegen die Eltern zum ersten (und einzigen) Mal in ihrem Leben in ein Flugzeug, das große, ferne Ziel hatte es möglich gemacht. Zu diesem Anlass fanden sich alle drei Söhne mit Enkeln am Flughafen in Fuhlsbüttel ein und winkten ihnen nach. Den Griechenlandband aus »Die Blauen Führer« hatte er eifrig studiert. Im Vorwort des Herausgebers fand er Worte, in denen er seine Gedanken wiederfand: »*Die Götter sind also tot, doch etwas anderes hat überlebt: Die Seele Griechenlands, jene Seele, die überall in echter Harmonie mit der Natur verbunden ist. Wir finden sie in den kahlen oder den grünenden Tälern, auf den nackten Gipfeln, in den Spielen von Licht und Schatten, in den Sonnenstrahlen.*« Schon der Flug über die Alpen und Venedig bei bester Sicht begeisterte die Eltern. Bis zum 15. Oktober blieben sie in Athen, besuchten die wichtigsten Kostbarkeiten und machten von dort aus mit dem Bus Fahrten nach Kap Sounion »*bei schönstem Wetter; Eindruck unbeschreiblich*«, nach Marathon, »*eigenartige Landschaft, erinnert etwas an Schwarzwald*« und Delphi, dort blieben sie drei Tage und kosteten die Ausstrahlung dieses Ortes aus, begünstigt durch nur wenige Besucher. Sie konnten ohne Einschränkungen das Theater aufsuchen, oben auf den Stufen sitzen und die Blicke schweifen lassen in die weite Landschaft: »*Abends vor Dämmerung noch spaziert z. d. Heiligtümern wieder allein, eigentüml. Stimmung (wir spüren die Nähe der Götter!).*«

Wie durch eine Fügung trafen sie auf der Akropolis in Athen das befreundete Ehepaar Flitner, »*bis abends zusammen*«. Wer von ihren Freunden wäre ihnen an diesem klassischen Ort lieber gewesen? Am 9. Oktober stachen sie von Piräus aus in See. »*Kabine ganz unten im Bauch, rohe Schiffswand, 2 Betten übereinander aber mit Waschbecken u. Duschbad. Aber wir waren selig*«, so meine Mutter in ihren Aufzeichnungen. Über Delos und Mykonos »*unbeschreibl. Eindrücke! Das Meer so dunkelblau, fast schwarz wirkend, mit den darauf ›schwebenden‹ Inseln*« zurück nach Athen, von dort per Flugzeug nach Kreta und Rhodos, drei Tage bei Regen und Gewitter. Rückflug über Rom (»*sehr interessant, toller Westhimmel*«) am 1. November nach Frankfurt. In der letzten Oktoberwoche waren Margret und ich mit ihrem Käfer nach Schweighof gefahren, um dort einige Tage zu wandern und die Eltern dann am Frankfurter Flughafen abzuholen. Einige Tage blieben wir dort noch mit ihnen, labten uns an der Fülle ihrer Erzählungen und fuhren am 4. November mit der Bahn nach Hause. Die Eltern erholten sich im stillen Schweighof und erlebten ihre griechischen Eindrücke nach.

Lebensabend 1965–1977

Zwei Einschnitte in das Leben meines Vaters markieren den Beginn dieser Phase: Den ersten bildet sein Ausscheiden aus der ärztlichen Leitung des AKK im Frühjahr 1965. Mit seinem Nachfolger, Prof. Althoff, war er sehr einverstanden. Die beiden verstanden sich gut, was sich alsbald bewähren sollte. Unerfreulich war der zweite Lebenseinschnitt im Juni/Juli des gleichen Jahres: Nach der Rückkehr von Sylt und dem Genuss von Krabben auf der Rückfahrt in Husum erkrankte er heftig und lebensgefährlich an einer Bauchspeicheldrüsenentzündung. Zum Stichwort Krabbenessen in Husum sei ein meinen Vater kennzeichnender Spaß eingeschoben, den er sich früher in dem für Krabben berühmten »Obsens Hotel« geleistet hatte und den er mit Genuss erzählte: Er fragte den Kellner, ob die Krabben noch frisch seien. »*Mein Herr, ich möchte sagen: Sie leben noch.*« Dieses Mal waren die Krabben nicht frisch – sofern sie die Ursache waren. Mein Vater war etliche Tage sehr schwach und elend. Zwei befreundete Kollegen, der Internist Prof. Dr. Günther Budelmann und der Praktische Arzt Dr. Johann Heckelmann, besuchten ihn regelmäßig und ersparten ihm einen Krankenhausaufenthalt. Die Fürsorge seiner Frau und die Bettruhe mit dem Blick in den Garten verhalfen der ärztlichen Kunst zu ihrem Erfolg. Der Genesungsprozess zog sich jedoch so lange hin, dass die Feier seines 70. Geburtstags verschoben wurde. Die Nachfeier fand am 27. November mit einem familiären Hauskonzert vor 33 Personen statt, ausgeführt von Margret (Geige), ihrer Schwester Ursula (Klavier) und mir (Bratsche).

Knapp zwei Wochen nach Großvaters 70. Geburtstag kam seine vierte Enkelin zur Welt, unsere erste Tochter. Da Margret und ich ganz auf einen Sohn eingestellt gewesen waren, musste noch ein Name gefunden werden. Der Großvater machte den zündenden Vorschlag: »*Nennt sie doch Adeline nach ihrer noch lebenden Urgroßmutter Erbslöh.*« Unsere Adeline verdankt ihm aber nicht nur ihren schönen Namen, sondern auch ihr Leben: An ihrem dritten Lebenstag frühmorgens wurde eine Darmblutung festgestellt.

Der Gynäkologe Dr. Baars rief sofort meinen Vater an, und der reagierte prompt: »*Sofort ins Kinderkrankenhaus nach Altona!*«, denn im Rissener Krankenhaus gab es keine Säuglingsstation. Zugleich benachrichtigte er seinen Nachfolger, dieser begab sich sofort ins Krankenhaus und leitete die ersten Maßnahmen ein (Bluttransfusion). Ich fuhr meinen Vater so schnell wie möglich ebenfalls dorthin – zum ersten Mal unter Missachtung vorgeschrieben 50 km/h. Von da wirkten beide Chefärzte zusammen. Ängstlich gespannt wartete ich im Garten und sah über die zur Hälfte mit Milchglas begrenzten Fenster die Köpfe der beiden Herren sich hin und her bewegen. Nach zwei Stunden bangen Wartens kam mein Vater heraus und gab, selbst hoch erfreut, die befreiende Entwarnung. Wenn mein Vater nicht so schnell und entschlossen reagiert hätte! So haben wir Adeline zum zweiten Mal bekommen! Es gab also guten Grund, ihren Geburtstag zweimal zu feiern.

Nach unserer Heirat Anfang Juli 1960 lebten wir fast zehn Jahre in meinem Elternhaus. Es bot sich an, da meine Brüder ausgezogen waren, es alsbald kein Hausmädchen mehr gab und die Sprechstundenhilfe außerhalb einquartiert wurde. Zur gleichen Zeit war es im Elternhaus von Margret sehr eng geworden, sodass der Platz, den sie frei machte, sehr willkommen war. In diesen zehn Jahren erlebten die Eltern hautnah meine beruflichen Stufen mit: Promotion am 20. Juli (!) 1963, ich konnte sie meinem Vater zur Nachfeier seines Geburtstags als Geschenk präsentieren – auch wenn sie nicht in Medizin war. Wie ein guter Freund sagte: »*Erst die geistigen Kinder, dann die leiblichen.*« 1967 wurde, ohne Komplikationen, unsere zweite Tochter Elisabeth geboren, für meinen Vater eine weitere Genugtuung und Freude über Mädchen; zu der Zeit waren sie unter den Enkeln sogar in der Überzahl (5:4).

Im gleichen Jahr gab es einen großen Einschnitt im Leben meines Vaters: Am 1. Oktober übernahm sein ältester Sohn den größeren Teil der Praxis. Hinfort praktizierten sie gemeinsam. Frau Piepenbrink fand zum nächsten Geburtstag wieder einmal passende Verse: »*Der Urlaub dehnte sich mächtig aus, / denn hier war 'n junger Dokter im Haus. / Max hat sich selber teilpensioniert, / und daß das mit Alt und Jung funktioniert. / dafür sorgt V.s Diplomatengeschick / und ihr wacher Mutter- und Ehefraublick.*« Sieben Jahre und fast zwei Monate hat es auch gut funktioniert. Da Jürgen als Oberarzt im AKK schon Erfahrungen in der Zusammenarbeit mit seinem Vater gesammelt hatte, ging es wunderbar, und für die Patienten hatte das Zusammenwirken von langjähriger Erfahrung und neuestem medizinischen Wissensstand nur Vorteile.

Das Jahr 1968 gilt als eine Epochengrenze: Die einen atmeten auf, weil der »*Muff von 1000 Jahren unter den Talaren*« ausgefegt wurde und die Gesellschaft aus verkrusteten Strukturen befreit wurde. Andere sahen durch die Unruhen das Abendland untergehen und führten alle kommenden Fehlentwicklungen, auch die Radikalisierung der RAF, auf die Ereignisse dieses Jahres zurück. Stichdaten für die Umwälzungen, die sich schon 1967 in den Unruhen während des Schah-Besuchs und nach der Tötung des Studenten Benno Ohnesorg am 2. Juni abzeichneten, sind die Verabschiedung der heftig umstrittenen Notstandsgesetze am 29. Mai 1968, die richtungweisende Wahl des ersten SPD-Bundespräsidenten Gustav Heinemann am 5. März 1969 und die Bildung der sozial-liberalen Koalition am 22. Oktober gleichen Jahres unter Bundeskanzler Willy Brandt. Unser Vater stand wie auch unsere Mutter eindeutig auf der Seite derer, die diese Entwicklung begrüßten, vor allem auch die folgenden Ost-West-Verträge. Mit dem neuen Bundespräsidenten verband unseren Vater neben ihren politischen Grundüberzeugungen sogar eine gewisse Ähnlichkeit im Äußeren. Eines Tages sprach ihn höflich, zögerlich ein Herr an: »*Darf ich Ihnen vielleicht sagen, dass sie unserem Bundespräsidenten ähnlich sehen?*« Er durfte, meinem Vater war es durchaus recht, sofern der Betrachter es nicht beim Äußeren beließ.

Im April 1970 verließen Margret und ich nach fast zehn Jahren mein gastliches Elternhaus und schlugen unsere Zelte im Rheinland auf. Ich hatte einen Ruf auf den neu errichteten Lehrstuhl für »*Evangelische Theologie und ihre Didaktik*« an der Abteilung Neuss der Pädagogischen Hochschule Rheinland angenommen und im Sommersemester 1970 meine Lehrtätigkeit begonnen. Die Voraussetzung dafür hatte ich Anfang 1968 durch meine Habilitation an der Universität Hamburg und durch den Erwerb der Lehrbefugnis für Altes Testament erworben.

Die Eltern erweiterten den Radius ihrer Reisen nun gen Westen, wohin sie bis dahin selten gekommen waren. Oft mit ihnen erschlossen wir »*Imis*« (Zugewanderten), wie es rheinischen heißt, uns das Rheinland – eindrucksvolle Städte wie Köln, Aachen, Xanten, natürlich Düsseldorf. Meinem Vater gefiel besonders der Niederrhein. Er erinnerte sich an den früheren Dramaturgen Ludwig Benninghoff vom Deutschen Schauspielhaus in Hamburg, er hatte ihm gegenüber vom Niederrhein geschwärmt. Jetzt konnte mein Vater ihm zustimmen. Auch wir liebten den weiten Himmel und die unaufgeregte Landschaft, die uns heimatlich vorkamen. Die goldene Hochzeit meiner Eltern war ein strahlender Höhepunkt in ihrem Leben. Wir feierten sie am 10. Juli 1973 bei allerbestem Wetter in Kolmar an der Niederelbe im groß gewordenen Kreis der Familie aus drei Generationen und nächsten Freunden. Die Namen der Feiernden werden im Gästebuch umrahmt von dem Goethewort: »*Wohlwollen unserer Zeitgenossen, das ist allein das wahre Glück*«, zitiert von Astrid Isey (dieses Mal nicht als Frau Piepenbrink), und dem Anfang des Gedichts »*Erinnerung und Hoffnung*« von Karl Förster: »*Was vergangen kehrt nicht wieder, / aber ging es leuchtend nieder, / leuchtet's lange noch zurück*«, eingetragen von den Uraltfreunden Ehepaar Moritz. Die Wahl beider Zitate beweist, wie gut die Zitierenden meine Eltern kannten. Die goldene Hochzeit schenkte unseren Eltern das seltene Glück, dass alle damals schon lebenden Enkelkinder mitfeierten: von Jürgen und Elke Markus, Peter Robert und Christine, von Peter und Anneliese Katharina, Dorothea, Martin und Johannes und von Margret und mir Adeline, Elisabeth und Theodor. Zwei Jahre später wurde noch unser Jüngster, Tobias, geboren. Immerhin erlebte unser Vater ihn noch zwei Jahre lang und solange auch die stolze Gesamtschar von elf Enkelkindern. Er freute sich besonders darüber, dass er fünf Enkeltöchter hatte und die Enkelsöhne zwar die Mehrheit bildeten, aber nur knapp.

Ein Jahr später verließen die Eltern ihr schönes Haus, nach fast 40 Jahren, und zogen in das frei gewordene Haus von Sohn Peter und Familie in der Bargfredestraße 25a. Wie immer kommentiert Frau Piepenbrink zum Geburtstag der Mutter im Januar 1975 das große Ereignis:

> *Ins letzte* (Jahr) *kam scha was in Bewegung, / war das für ihr und Max 'ne Erregung! / Wie sie grad verreisen wollen* (natürlich nach Schweighof), */ kommt da 'n Riesenstein ins Rollen: / Peter kauft sich 'n neues Haus, zieht aus das alte ganz plötzlich aus. / Wollt ihr dareinziehn, wer'n sie gefragt, / un 1, 2, 3 hab'n sie ›ja‹ gesagt. / Un in ein Tempo kaum zu fassen, / hab'n sie den Kirchenweg schon verlassen. / All Hühn und Perdühn wurde schnell verpackt / un kam hier an tadellos intakt. / Un mit die gleiche unheimliche Schnelle / war alles wieder an Ort und*

Stelle. / Manch Buch in'n Hintergrund hat noch Zeit, / aber das Wichtigste ist soweit.

Die Betten hinkriegen war schon 'ne Plage, / aber getrennte Zimmer / kam'n nicht infrage. / Bis nach die gold'ne hat es gehalten, / da kann man 'n Ehepaar doch nicht mehr spalten. / Hertha hat endlich (was kein Klax is) / privates Leben ganz ohne Praxis. / Sie un Max sagen, dass diese Welt / ihnen von Anfang an gut gefällt. / Hier is scha auch, trotz alten Gestühls / ein völlig neues ›Lebensgefühl‹. / Un man merkt mit große Befriedigung: / ›Pop‹ an die Wände macht frisch un jung! / Des alten Hauses guter Geist / is Gottseidank mit hergereist. / Heut' soll er sich nun wieder bewähren, / wir woll'n ihm danken und verehren …

Kurz danach wechselte der älteste Sohn mit seiner Familie ins alte Haus am Sülldorfer Kirchenweg und konnte jetzt wie sein Vater Beruf und Wohnen unter einem Dach verbinden. Die Umgestaltung des Hauses hatte zwar schon mit Jürgens Übernahme der Praxis begonnen, aber jetzt wurde auch das Dachgeschoss einbezogen. Als Praxis diente nunmehr das ganze Erdgeschoss.

Die Verkleinerung in der Bargfredestraße kam den Eltern entgegen, denn die Kräfte ließen langsam nach, und mein Vater versorgte nur noch wenige, alte, treue Patienten, nach bald 50 Jahren »*Kinderarzt in Blankenese*« und 80 Lebensjahren! Alles war kleiner, auch der Garten, und ließ mehr Zeit zum Lesen und Spazierengehen oder – selbstverständlich – Enkel besuchen; beide Sohnesfamilien wohnten jetzt etwa gleich weit weg und waren gut zu Fuß zu erreichen. Das Jahr 1975 hatte es in sich: 50 Jahre Kinderarzt in Blankenese! Zu diesem Anlass malte seine Frau ein Bild mit »*dem braven Golf*« und der »*feierlich erklärten Bereitschaft, Deinem Wunsch mit dem braven Golf in das so beliebte und als Erholungsort bewährte Dorf Schweighof zu entsprechen und zu reisen mit liebevollem Herzen. Deine getreue und wir immer sehr folgsame Hertha.*« Seit 1950 verging wohl kein Jahr, in dem die Eltern nicht nach Schweighof fuhren, regelmäßig im Herbst auf der Rückreise von einem südlichen Ziel. Seitdem der Vater so etwas wie Ruhestand erlebte, befördert durch den Umzug in das kleinere Haus, fuhren die Eltern in einigen Jahren auch noch über Ostern dorthin und genossen das Frühjahr in der Rheinebene und auf den Höhen des Schwarzwalds.

Am 17. Juli 1975 wurde der 80. Geburtstag des Vaters noch einmal am Sülldorfer Kirchenweg in vertrauter, großer Runde würdig gefeiert. Unter den Gästen, die sich ins Gästebuch eingetragen haben, fallen die Namen von Kollegen, Assistenten und Mitarbeitern aus der Klinik auf. Es fehlen aber auch schon einige vertraute Namen. Die Enkelschar konnte noch nicht vollständig erscheinen, der Jüngste, unser Tobias, lebte zwar schon in seiner Mutter, aber musste noch fünf Monate warten, bis er in der erlauchten Runde von dann elf Enkeln begrüßt wurde. An Stelle von Frau Piepenbrink bestieg Margret den Pegasus und goss die Glückwünsche aus Osterath in Reime:

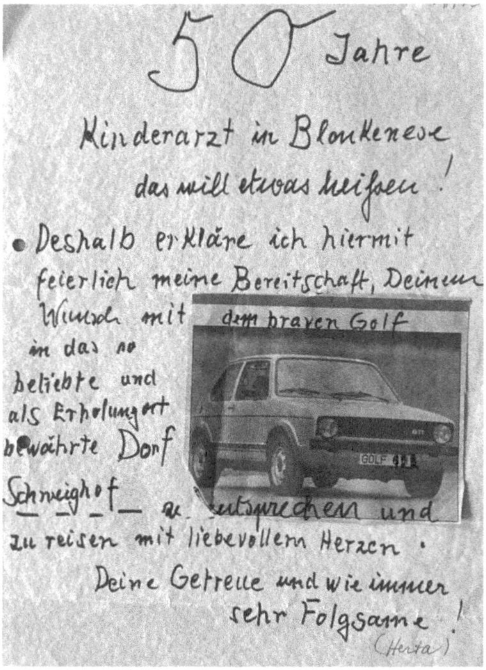

50 Jahre Kinderarzt in Blankenese

> (...) *all die Jahre ohne Dichten / plötzlich sind's Familienpflichten* (...) *Mit Getöse und Geschrei / kam die Osteratherei, / wurd' gepäppelt und ›betreut‹, / daß ein Schwiegerherz sich freut, / frißt und lacht und schwadroniert / hat den ›Oppa‹* (rheinisch ausgesprochen) *dekoriert* (zum 80sten!) / *Wühlt sich durch verwandte Herzen /* (...) *Fünf Herzchen* (das sechste war noch verborgen) (...) *nimmt Abschied nun mit Dank und Schmerzen!*
> *Jan, Margret, Katrin Elisabeth, Ursula Adeline, Theo.*

Die Markierung von »*betreut*« deutet auf die Abneigung unseres Vaters gegen dieses Worte, er verbannte es ins »*Wörterbuch des Unmenschen*« (Dolf Sternberger) – zu Unrecht, denn es ist älteren Ursprungs. Allerdings spielt es im Nazi-Jargon eine herausragende Rolle, der Vater assoziierte es darum damit und reagierte verbalallergisch.

Auch der nächste Geburtstag von unserer Mutter wurde noch einmal im alten Haus gefeiert, dieses Mal auch wieder mit dem traditionellen Piepenbring'schen Auftritt. Im Rückblick aufs vergangene Jahr wurde die Vollendung der Enkelschar gebührend bedacht:

Denn zu die gewaltige Enkelschar / kam noch 'n lüttjen bei Margret und Jan, / Na, den guckt man sich doch bestimmt gleich an. (...) Un sein Großvater freut sich sicherlich: / Nu hab'n die Männer das Übergewicht!

So »*sicherlich*« bin ich mir gar nicht sicher, denn nach seinen eigenen Nur-Söhnen und dem Verlust seiner beiden Schwestern, waren ihm Enkeltöchter besonders willkommen. »*Tobias Daniel soll blüh'n un gedeihn / Un weiter Freude von die Großeltern sein!*« Auch ein Jahr später kann es »*Frau Piepenbrink natürlich nicht lassen*«. In ihrem Lobgesang auf Hertha klingen leise Töne zur Über-Fürsorge ihres Mannes an, wie es für ein altes Ehepaar typisch sein mag:

In-nen Hause ist sie auch unentbehrlich, / Denn Max gefiel es schwerlich, / Wenn sie aufs Altenteil sich setzte / Un sich an'n Müßiggang ergötzte. / Die Liebe ist wie immer groß, / Doch lässt er ihr ungern los, / Schwimmen darf sie, doch nich zu lange, / Sonst wird er gleich besorgt un bange. / Sie nimmt's mit Humor, spielt nich verrückt, / Wenn seine Fürsorge 'n büschen drückt.

Da ist sie wieder die Unentbehrlichkeit der Ehefrau, doch umgekehrt würde sie sich nicht anders verhalten!

Mit diesem Geburtstag seiner Frau Januar 1977 begann das letzte Lebensjahr unseres Vaters, es wuchsen die Sorgen um seine Gesundheit. Sein Geburtstag wurde am Sonntag, den 17. Juli, im Haus von Sohn Peter stiller gefeiert als sonst – »*mit vielen sorgenvollen Gedanken vorher, ob Max sie ertragen kann*«, so schrieb die Mutter ins Gästebuch. Er hat, wie sie hinzufügte, »*aber nur für einige Stunden*« mitgefeiert. Das Gästebuch verzeichnet vier Witwen, darunter Astrid Isey, dieses Mal nicht mehr Frau Piepenbrink, sondern eher Trösterin:

Wenn die Jahre vorwärts schreiten, / seh'n wir manches uns begleiten, / das uns nicht gefallen will: / Freunde gehen, Kräfte schwinden. / Oft sind Freuden nicht zu finden, / mancher Tag ist öd und still. / Doch wir dürfen nicht verzagen, / müssen guten Muts ertragen / was der Herr uns auferlegt. / Er, der nimmt, wird uns auch geben / und uns aus der Tiefe heben, / da sein Lieben uns umhegt.

Ob mein Vater diese Worte selbst wählen würde? Ihr Klang und Sinn aus dem Mund der guten alten Freundin werden ihn erreicht haben. Bereits auf der Osterreise nach Schweighof gab es Anzeichen einer Verschlechterung seiner Gesundheit: Er fror leicht und fühlte sich schwächer als sonst; weite Wanderungen schaffte er nicht mehr. Angesichts solcher Symptome mochte er auch gespürt haben, dass es die letzte Reise nach dem geliebten Schweighof sein würde. Umso schöner war es für ihn, dass die eine Hälfte unserer Familie, Elisabeth, Theo und ich zu den Großeltern nach Schweighof fuhren und mit ihnen einige Tage verbrachten. Dabei bewährte sich noch einmal unser Hauskinderarzt, der er bis zu unserem Wegzug ins Rheinland 1970 war: Theo erlitt dort seinen letzten Pseudokrupp-Anfall. Da war es ein Segen, dass der erfahrene Großvater die richtige Medizin hatte und das richtige Verhalten wusste.

Spätestens seit seiner letzten Reise zur Taufe von Tobias am 17. Juni 1977 wusste mein Vater, dass es mit ihm zu Ende ging. Dankbar waren wir, dass er die Anstrengung der Bahnfahrt auf sich genommen hatte und mit uns den Taufgottesdienst feierte. Sein Eintrag in unser Gästebuch ist die mir bekannte letzte schriftliche Äußerung vor seinem Tod: »*Taufe Tobias Daniel. Große und schöne Gelegenheit wieder einmal – muß man jetzt schon sagen ,wie oft und so gern' in Osterath, vom 17. – 21.6. Für alles Liebe und Gute unsern schönsten Dank! Die Großeltern Schmidt Hertha und Max.*« Die Symptome seiner Lebererkrankung wurden deutlicher. Er klagte über eine ständige, leichte Übelkeit, die ihm den Appetit nahm, und verwies auf seine geschwollene Leber. Meiner Mutter fiel es schwer, das zu akzeptieren; sie ermunterte ihn zu essen: »*Du bist doch Arzt und weißt, dass man essen muss*«, appellierte sie an sein ärztliches Wissen. »*Ich bin kein Arzt*«, entgegnete er, »*ich bin krank.*« Offen sprach er mit mir über seinen Tod, jedoch nicht mit seiner Frau; sie war von seinem Tod völlig überrascht. Jetzt zitierte er wieder

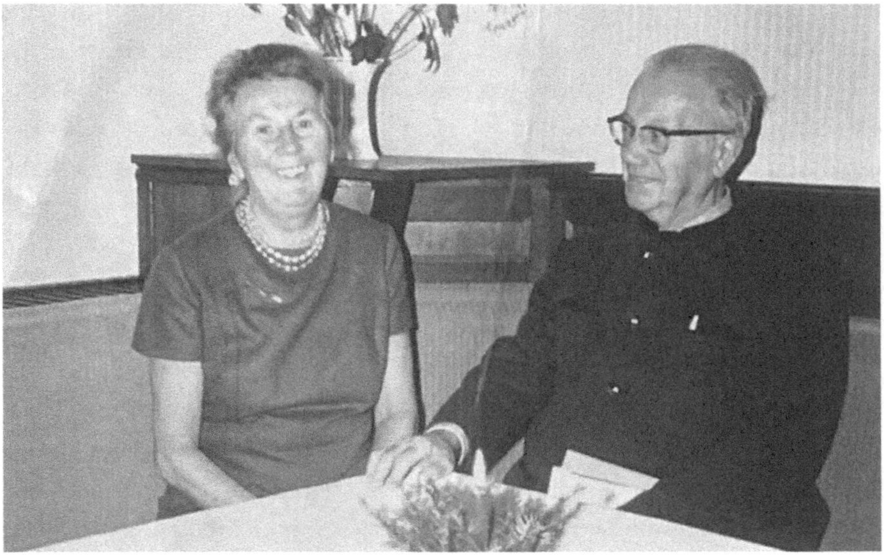

Hertha und Max Mitte der 1970er Jahre

das Jesuswort aus dem Johannes-Evangelium, das ihm aus der katholischen Kirche in Badenweiler vertraut war: »*Christus spricht: Wenn ich erhöht werde von der Erde, so will ich sie alle zu mir ziehen*« (Johannes 12,32). Seine Religiosität zeigte er sonst selten, sie trug ihn zeitlebens. »*Man sagt, Not lehrt beten. Ich habe immer gebetet, aber ich habe es nicht gezeigt.*« So zitierte ihn Pastor Dr. Rudolf Halver in seiner Trauerpredigt. In seinen letzten Tagen beunruhigte ihn, dass seine Frau nicht mehr in der Kirche wäre. Er sprach sie darauf an und legte ihr ans Herz, doch wieder einzutreten, mit dem rührenden Argument, dass er anderenfalls von ihr im Jenseits getrennt sein könnte. Die Vorstellung, im Tod von seiner über alles geliebten Frau getrennt zu sein, quälte ihn. Meine Mutter, so erzählte sie mir, habe ihm geantwortet, das wolle sie nicht und brauche sie nicht, denn wenn es die Auferstehung der Toten gäbe, sei sie sicher, ihre Liebe würde ihre Zusammengehörigkeit auch im Tod bewahren. Das hat ihn getröstet, und er ist nicht weiter in sie gedrungen.

Am letzten Wochenende vor seinem Tod am 12. Oktober 1977 war ich noch einmal allein bei ihm; auch er wusste wohl, dass es das letzte Mal sein würde. In diesen beiden Tagen verschlechterte sich sein Zustand zusehends. Mein ältester Bruder hatte ihn bis dahin aufs Beste zu Hause versorgt und sein Versprechen einhalten können, ihn nicht ins Krankenhaus zu bringen. Am vorletzten Tag aber bekam er Angst, dass er ihm zu Hause nicht mehr sein Leiden erleichtern könnte und wies ihn ins Krankenhaus Tabea ein. Mein Vater hat es unwillig ertragen. Als meine Mutter ihn dort fragte: »*Weißt du, wo du bist*«, habe er grimmig geantwortet: »*In Tabea.*« Bald aber glitt er in einen Dämmerzustand, und als mein Bruder sicher war, dass er nicht wieder aufwachen würde, hat er ihn in Ruhe sterben lassen. Der Gottesdienst zu seiner Beerdigung fand sechs Tage später statt, mit großer Beteiligung unter Leitung des uns nächsten Pastors Rudolf Halver aus der Blankeneser Gemeinde. Seiner Predigt legte er das oben zitierte Wort aus Johannes zugrunde. Solange er bei klarem Bewusstsein war, hätte er den Text so verstehen können, wie er es 40 Jahre zuvor bei Hauptpastor Heinz Beckmann gelernt hatte: als Äußerung der Gemeinde seiner Nachfolger, zwei bis drei Generationen später, erwachsen aus ihrer Erfahrung der Nähe des Auferstandenen und ausgesprochen in der Gewissheit, dass es in seinem Geist geschehe. In seiner Schwäche hörte er die Musik des Wortes und ließ sich trösten.

In der Predigt verband Pastor Halver dieses Wort aus dem Neuen Testament mit dem Bild aus Psalm 1 von dem »*Baum, gepflanzt an Wasserbächen, der seine Frucht bringt zu seiner Zeit*«. Mit den Bildern dieses Psalms würdigte er unseren Vater, seine Treue und Pflichterfüllung, auch den Reichtum der Früchte, die er mit seiner ärztlichen Tätigkeit anderen gebracht hat: »*Ein Leben im Dienst der Heilung, das Leben des Arztes, der den Eid geschworen hat, das Leben zu erhalten. Dazu ein Leben im Dienst am jungen, gefährdeten Leben – welch ein hoher Beruf! Jesus selbst hat sein Wirken mit dem des Arztes verglichen.*«

Rückblick

»... *leuchtet's lange noch zurück.*«[63] Von meinem Vater »*leuchtet* viel *zurück*«. Auf den vorhergehenden Seiten habe ich die mir wichtigsten Leucht-Spuren nachzuzeichnen versucht. Als das grundlegende Leitmotiv seines Denkens und Verhaltens und darüber hinaus des Zusammenlebens von Menschen allgemein nannte er »Wohlwollen«. Treffend hatte die Freundin Isey ins Gästebuch zur goldenen Hochzeit meiner Eltern das Goethewort geschrieben: »*Wohlwollen unserer Zeitgenossen, das ist allein das wahre Glück*«, oder in anderer Version bei Goethe: »*Das bleibt zuletzt erprobtes Glück*«, ähnlich auch in Wilhelm Meisters Wanderjahren: »*Man ist nur eigentlich lebendig, wenn man sich des Wohlwollens andrer freut*«,[64] zu ergänzen um seine mehrfache Rede von »*wechselseitigem Wohlwollen*«. Die Abstufung von der eigenen Familie zur Gesellschaft und Welt war ihm wichtig: Wenn er wieder einmal an den Missständen in Gesellschaft und Welt verzweifelte, seinem Entsetzen und Zorn Luft machte, beruhigte er sich und uns: »*Hauptsache aber ist, dass zu Hause Wohlwollen herrscht; dann lässt sich alles andere ertragen.*«

Hebe ich einzelne Züge aus meinem Gesamtbild vom Vater heraus, fällt mir zuerst ein, worauf das zu Anfang meines Buches wiedergegebene Goethezitat deutet: Mein Vater ist zeitlebens Kind geblieben in dem dort beschriebenen Sinn, doch auf seine eigene Art – schüchtern und zurückhaltend. Er schaute Kindern zu, träumte ihnen nach, nur selten aber spielte er mit, er war kein Spielmacher. Zu seinem Kind-Sein gehörte die enge Bindung an seine Familie, die ursprüngliche, aus der er stammte, wie die eigene, die er mit seiner Frau gegründet hat. In jener war seine Mutter die vorherrschende Kraft, seit dem frühen Tod ihres Mannes sogar allein. Für meinen Vater als dem Ältesten erschwerte der frühe Verlust des eigenen Vaters seine Stellung in der Familie: Ihm, dem Ältesten, fiel es zu, für seine Mutter und für seine jüngeren Geschwister die Lücke so weit als möglich zu schließen.

Der Mutter zur Seite trat seine Frau Hertha. In seiner eigenen Familie war sie die Hauptperson. Bis zu seinem Tod war er in sie verliebt, schrieb ihr z. B. jeden Tag, als sie nach langen Überredungskünsten geschafft hatte, ein einziges Mal für eine Woche allein mit einer Gruppe nach Berlin zu fah-

63 Zitat aus dem Gästebuch.
64 2. Buch, J. W. v. Goethe Werke. Bd. 8, 1988, S. 295.

ren und seine Versorgung uns Mitbewohnern zu überlassen. Ich kann mir meinen Vater nicht ohne seine Frau vorstellen. Sie gehörten zusammen und ergänzten sich auf ideale Weise: Mein Vater war eher Idealist und Träumer mit »*weichem Herzen*«, meine Mutter eher Realistin mit nüchternem Blick. So ergänzten sie sich auch in ihrem (!) Beruf: Er sorgte für das Medizinische, sie für die wirtschaftliche Basis. So war es auch in ihrem persönlichen Leben: Er machte die (Reise-)Pläne, sie organisierte die Reisen. Er proklamierte ihrer beider politische Ideen, sie bewahrte ihn in der Nazizeit vor gefährlichen Ohren. Mein Vater brauste leicht auf, meine Mutter goss Öl auf die Wogen. Auch im Religiösen unterschieden sie sich, je nach Prägung durch ihre Elternhäuser, »*in der Tiefe*« aber klangen sie zusammen, vor allem in ihrer Liebe zu Musik, Literatur und Kunst und zur Natur.

Die Familie war beiden Eltern ihr Ein und Alles. Dazu gehörte ihre Sorge für ihre Eltern, am längsten für ihre Mütter, ebenso wie ihr Eintreten für die Söhne im Krieg. Der Vater hätte sie zwar am liebsten alle als Mediziner gesehen, konnte aber auch ihrer Zugehörigkeit zu Medizin, Jurisprudenz und Theologie Nützliches abgewinnen. Eng mit seinem Familiensinn verbunden sehe ich seine Pflege von Freundschaft und Familie. Trotz seiner Schüchternheit war mein Vater ein Kontaktmensch. Im Kreis von Unbekannten, etwa auf Kongressen, ging er nicht auf andere zu; er hoffte, dass andere es täten – oder seine Frau, die es auch tat. Umso mehr pflegte er den Kontakt zu Freunden: »*Ich glaube, ich muss noch mal zu Willhöft*«, höre ihn noch sagen, wenn er nach dem Abendbrot noch einmal zu ihm aufbrach, dem Freund auf dem Krähenberg. Das war überhaupt eine liebenswerte Eigenschaft im Freundeskreis der Eltern, unangemeldet einfach bei dem einen oder anderen reinzugucken. Dann waren sie meistens sofort im Gespräch über Gott und die Welt, oder, je nach Zeitlage, regten sich über die Politik auf, um die es gerade ging. Aufgrund seines guten Gedächtnisses und seiner reichen literarischen Kenntnisse war er ein beliebter Gesprächspartner. Allerdings war er kein ausdauernder Diskutant, der mit anderen ein Thema immer wieder hin und her wendete und sich erst nach langem Wortwechsel verständigte oder es auch bei verschiedener Ansicht beließ.

Als einen weiteren Wesenszug nenne ich seine Nähe zu einfachen, geraden, in sich ruhenden Menschen, sein Interesse an ihnen und seine Empathie für sie. Beispielhaft nenne ich noch einmal meinen Wirt in Heidelberg,

Karl Müller. Ähnlich ging es ihm mit einzelnen Patienteneltern, etwa mit Bauern oder Handwerkern. Er unterhielt sich gern mit ihnen und hörte ihnen zu. Seltsam reagieren konnte er auf ausgefallene, besondere Situationen. Eine solche erzählte er selbst: Auf einem Bahnsteig beobachtete er gespannt, wie eine Mutter vergeblich versuchte, mit ihrem Kinderwagen in die höher gelegene Wagentür zu gelangen: »*Bin mal neugierig, wie sie das schafft!*«, dachte er und kam überhaupt nicht auf die Idee, anzupacken. Ja, so war er auch: Ganz auf eines fixiert zu sein und alles andere zu vergessen. Er wunderte sich selbst darüber.

Solches Verhalten passte nicht zu einem weiteren Wesenszug, den ich »*preußisch*« nenne, im Sinn von Immanuel Kant, den er verehrte und auch mühsam studierte: absolute Verlässlichkeit, Anstand, Eintreten für Freiheit und Gerechtigkeit. Bei Kant fand er auch seine kirchenkritischen Einstellung bestätigt. Darüber gerieten wir beide während meines Theologiestudiums einmal aneinander: Nur widerstrebend nahm er zur Kenntnis, dass Kant mit seiner Widerlegung der Gottesbeweise eine Basis für die Offenbarungstheologie von Karl Barth geschaffen habe (damals war ich noch ein Verfechter seiner Theologie). In dem Fall ließ er sogar längere Barth-Zitate über sich ergehen. Dabei war ihm Barths Betonung der Gnade durchaus aus dem Herzen gesprochen; denn auf sie berief er sich immer wieder, vor allem im Zusammenhang mit seinem verantwortungsvollen ärztlichen Tun: »*Ohne Gnade könnte ich nicht Arzt sein.*« Für diese Gewissheit, für die er am Lebensende auch Bibelworte fand, brauchte er aber die Kirche nicht – zumindest die nicht, die er »*von Kindes Beinen an*« und vor allem in der Nazizeit erlebt hatte. Das schloss persönliche Freundschaft zu Kirchenchristen wie zu Heinz Beckmann nicht aus.

Die angedeuteten Wesenszüge meines Vaters bündle ich in die am Anfang zitierten Worten Goethes vom Kind-Sein. Er hatte sich durch sein bewegtes, immer wieder »*gnädig*« bewahrtes Leben vieles vom Kind-Sein erhalten, gerade auch dessen religiöse Prägung: »*Guter Gott von deinem Himmel, alte Kinder siehst du und junge, und nichts weiter, und an welchen du mehr Freude hast, das hat dein Sohn schon lange verkündigt. Aber sie glauben an ihn und hören ihn nicht, das ist auch was Alts, und bilden ihre Kinder nach sich – und Adieu, Wilhelm, ich mag darüber nicht weiter radotieren.*«

Wohl meinem Vater, dass er Kind geblieben war.

Dank

Ein lang gehegter Wunsch erfüllt sich: Mein Vater wird gewürdigt. Er war der erste Facharzt für Kinderkrankheiten in Blankenese und dort tätig von 1925 bis 1975.

Zum Gelingen trugen mehrere Beteiligte bei. Ihnen allen danke ich herzlich: dem »Förderkreis Historisches Blankenese« und seinem Vorsitzenden Dr. Jan Kurz sowie Hans-Jürgen Höhling. Sie griffen die Erwägung, über meinen Vater zu schreiben, sofort auf, ermutigten mich, es zu tun, und boten mir an, es unter dem Dach des Förderkreises zu veröffentlichen. Beide halfen bei der Realisierung durch Korrekturen und Änderungsvorschläge, mit erheblichem Zeitaufwand und viel Mühe. Das gilt ebenso für meine Frau. Sie begleitete das Unterfangen von Anfang an, förderte es durch Anregungen und sprachliche Verbesserungen und las Korrektur. Auch danke ich dem Verleger Klaas Jarchow und seinen Mitarbeitenden für die Aufnahme in ihr Verlagsprogramm. Ohne sie alle hätte das Buch nicht rechtzeitig zu Weihnachten 2020 erscheinen können.

Ein besonderer Dank gilt allen Enkelinnen und Enkeln meines Vaters, meinen Nichten und Neffen: Alle trugen zu dem Druckkostenzuschuss bei. So ist es am Ende ein Familienwerk geworden – damit bezeugen sie ihren Dank für das, was der Großvater in ihrem Leben bedeutete und was er ihnen in lebendigen Erinnerungen weiterhin bedeuten wird.

Förderkreis Historisches Blankenese e. V.
Blankeneser Hauptstraße 129 · 22587 Hamburg

Der Förderkreis Historisches Blankenese e. V. hat es sich zum Ziel gesetzt, die wechselvolle Geschichte der Elbgemeinden im Hamburger Westen zu erforschen. Er steht offen für alle, die an der Vergangenheit dieser Gegend und an der Verbreitung des Wissens darüber interessiert sind. In Form von Ausstellungen, Vorträgen, Führungen, Diskussionen und Publikationen werden die verschiedensten Aspekte, Themen und Orte der Blankeneser Geschichte der Öffentlichkeit vorgestellt. Unser Ziel ist es, Interesse an Heimat und Geschichte zu wecken, allen Bewohnern Ansatzpunkte für eine kritische Identifikation mit den Elbgemeinden zu geben und Lokalgeschichte neu zu denken.

Gemeinsam mit dem KJM Buchverlag gibt der Förderkreis die EDITION FISCHERHAUS heraus. In dieser Buchreihe werden wissenschaftliche Texte zur norddeutsche Geschichte und Kultur, speziell zur Geschichte der Unterelbe, der anliegenden Landschaften und ihrer Menschen herausgegeben.

Kontakt:
Dr. Jan Kurz
historisches@blankenese.de